DIE 100 BESTEN ANTI-AGING-TIPPS

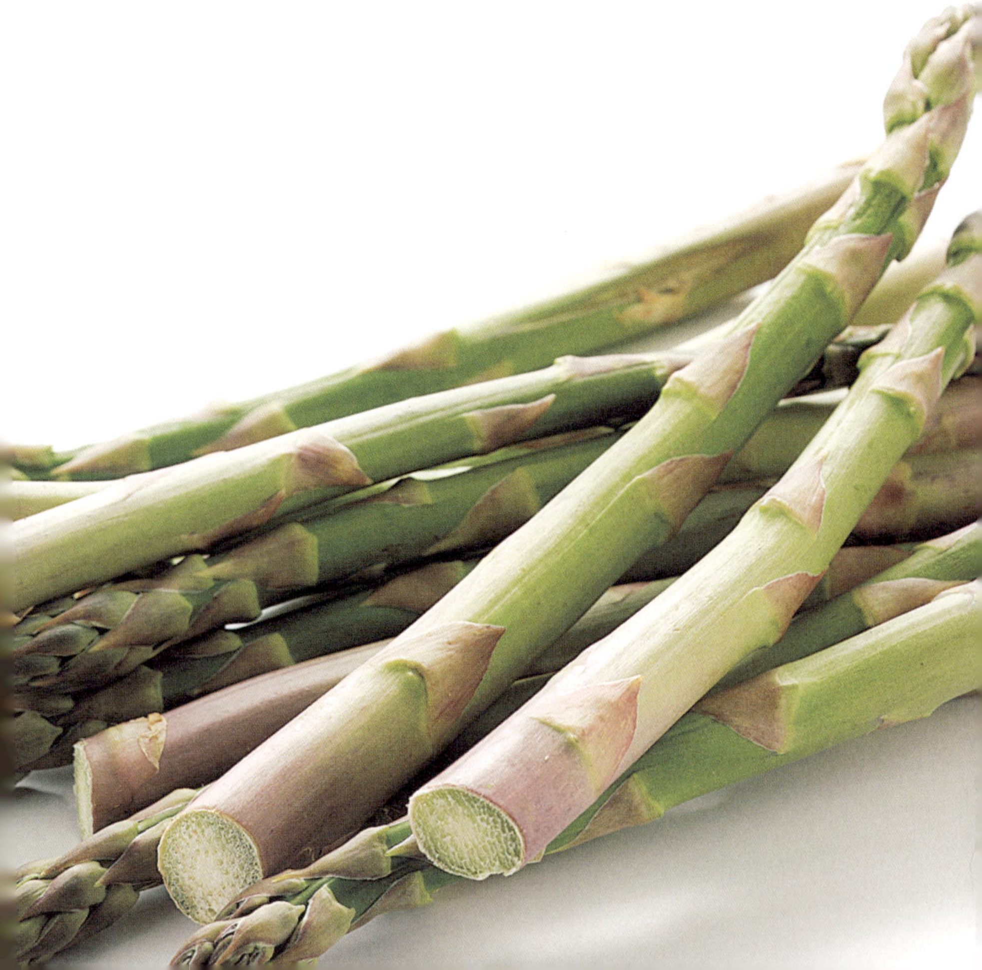

DIE 100 BESTEN ANTI-AGING-TIPPS

SARAH MERSON

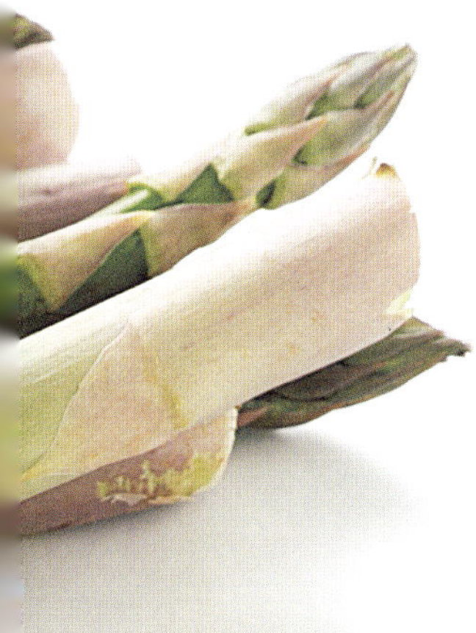

Genehmigte Sonderausgabe für Tandem Verlag GmbH, Birkenstraße 10, D-14469 Potsdam

Deutsche Übersetzung: Nadine Kaatz, Düsseldorf
Satz: ce redaktionsbüro für digitales publizieren, Heinsberg
Redaktion: Sandra Jacobi

ISBN der deutschen Ausgabe: 978-3-8331-9749-9

Printed in China

Hinweis: Die Informationen in diesem Buch stellen keinesfalls eine ärztliche Beratung oder Empfehlung und auch keinen Ersatz für eine ärztliche Beratung oder Behandlung dar. Bevor Sie den Anweisungen oder Rezepten in diesem Buch folgen, ist es ratsam, einen Arzt zu konsultieren, insbesondere wenn eine Schwangerschaft vorliegt, während der Stillzeit, bei Allergien oder wenn Sie unter Beschwerden leiden, bei denen Sie unsicher sind, ob eine bestimmte Behandlung für Sie geeignet ist. Der Verlag, die Autorin und alle anderen bei der Erstellung dieses Buches beteiligten Personen übernehmen keine Haftung weder für etwaige fehlerhafte oder fehlende Informationen in Texten und Rezepten noch für Probleme, die nach der Zubereitung der Rezepte oder bei Befolgung der in diesem Buch enthaltenen Ratschläge auftreten können. Alle Lebensmittel und Rezepte in diesem Buch sind ausschließlich für Erwachsene geeignet.
Sofern nicht anders angegeben, ergeben alle Rezepte vier Portionen.

INHALT

LEGENDE

- Gehirnleistung
- Haare, Zähne und Nägel
- Haut
- Augen
- Herz und Kreislauf
- Muskeln und Knochen
- Immunsystem
- Energielevel

Einleitung

Unsere Lebenserwartung ist heute höher als jemals zuvor. Und das ist noch nicht alles: Auch unsere Aussichten auf gute Gesundheit und Wohlbefinden sind vielversprechender geworden. Wir sind nicht länger bereit, uns mit der Unvermeidbarkeit des Alterungsprozesses abzufinden, sondern streben stattdessen nach einem vitaleren, gesünderen und jugendlicheren Dasein. Dabei geht es nicht nur darum, sich besser zu fühlen, sondern auch darum, besser auszusehen.

Seit Jahrhunderten akzeptieren die Menschen, dass ihr Aussehen im Laufe der Jahre zunehmend leidet, aber dank wissenschaftlicher Erkenntnisse wissen wir heute, dass unsere Nahrungsmittel den Alterungsprozess von innen wie von außen verlangsamen können. Es ist schon seit langem bekannt, dass eine gesunde Ernährung ausschlaggebend für ein langes Leben ist. Zunehmend wird uns bewusst, dass wir uns dadurch auch zu einem jugendlicheren Dasein verhelfen können. Glücklicherweise zählt gutes Essen zu den großen Genüssen des Lebens. Wenn wir also jetzt auf eine gesunde Ernährung bauen, schützen wir uns gleichzeitig vor den Beschwerden des Alterns, zu denen unter anderem den Verlust der Sehkraft, Arthritis und Herzkrankheiten sowie Müdigkeitserscheinungen,

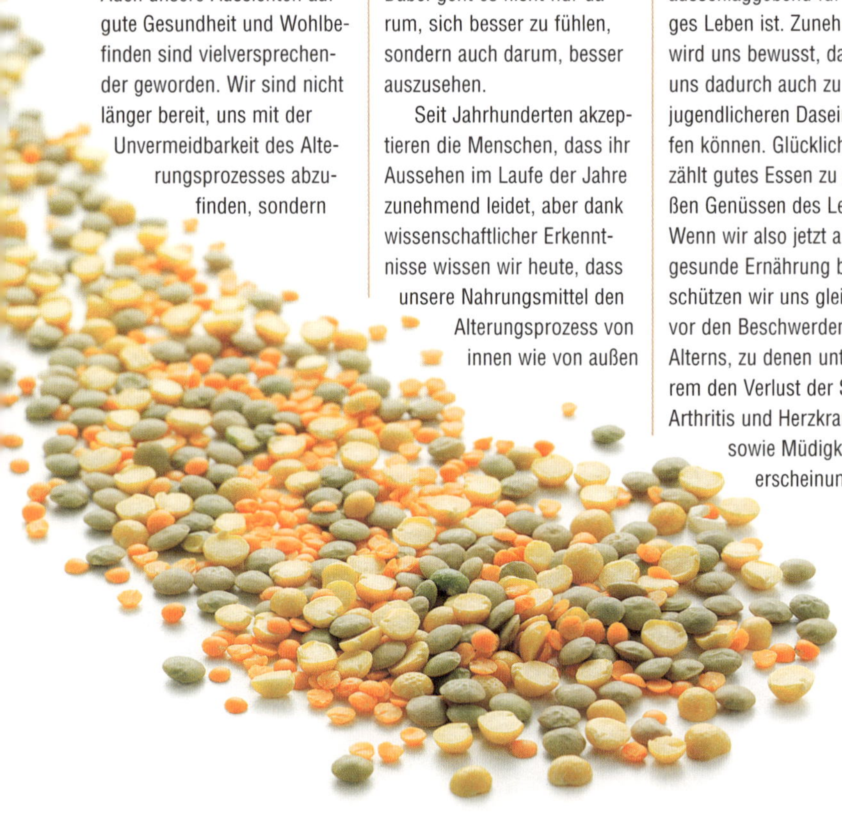

Falten und ein glanzloses Hautbild gehören. Für eine optimale Ernährung sind frische, natürliche und unverfälschte Produkte entscheidend. Durch die Kombination von Obst, Gemüse, Nüssen, Samen, Vollkorn, Fleisch, Fisch, Eiern, Milchprodukten, Kräutern und Gewürzen mit reichlich Wasser optimieren wir unser Ernährungsverhalten durch die Zufuhr von Nährstoffen, die zu einer höheren Lebensqualität beitragen. Auf diese Weise wird der Körper mit allem Notwendigen versorgt, um gesund zu bleiben und effizient arbeiten zu können, was sich wiederum auf unsere körperliche Verfassung und das Aussehen auswirkt.

Bestimmte Nahrungsmittel wie Obst und Gemüse dienen als wichtige Quellen für die Bildung von Antioxidantien zum Schutz vor freien Radikalen. Viele der sichtbaren Folgen des Alterns, darunter Falten, sowie unsichtbare

ESSEN SIE SICH JUNG

ESSEN ODER TRINKEN SIE MEHR …

- Vitamin-C-haltige Nahrungsmittel zur Bekämpfung der Schäden durch freie Radikale und zur Erhaltung eines strahlenden Teints
- selenreiche Nahrungsmittel zur Vermeidung von Falten, zum Schutz vor UV-Strahlung und für glänzendes Haar
- eisenhaltige Nahrungsmittel für glänzendes Haar und einen strahlenden Teint
- Vitamin-B-haltige Nahrungsmittel zur Steigerung der Leistungsfähigkeit des Gehirns und Aufrechterhaltung eines gesunden Nervensystems
- calciumreiche Nahrungsmittel zur Stabilisierung der Knochen
- Vitamin-B-, -C- und -E-haltige Nahrungsmittel zur Stärkung des Immunsystems
- zinkhaltige Nahrungsmittel zur Verlangsamung des Haarausfalls und Förderung des Haarwachstums
- calcium-, magnesium-, bor- oder kieselsäurehaltige Nahrungsmittel zur Pflege von brüchigen und splitternden Nägeln
- Vitamin-A-reiche Nahrungsmittel zur Stärkung der Abwehrkräfte und der Sehkraft sowie zur Pflege eines strahlenden Hautbilds
- Vitamin-E-reiche Nahrungsmittel zur Vorbeugung von Gedächtnisverlust, Unterstützung der Herzaktivität und Regeneration der Haut
- kieselsäurehaltige Nahrungsmittel für gesunde Haut und Knochen und ein gut durchblutetes Bindegewebe
- kaliumreiche Nahrungsmittel gegen Bluthochdruck und für einen regelmäßigen Herzschlag
- schwefelreiche (Bestandteil von Keratin und Kollagen) Nahrungsmittel für gesunde Haare, Haut und Nägel
- Nahrungsmittel mit einem niedrigen glykämischen Index (GI) für eine nachhaltige Energiefreisetzung
- Nahrungsmittel, die reich an Omega-3- und Omega-6-Fettsäuren sind für eine gute Gehirnaktivität, ein strahlendes Hautbild und zum Schutz vor Herzkrankheiten

EMPFOHLENE ANTI-AGING-NAHRUNGSMITTEL:

Trauben *siehe Seite 10–11*
Avocado *siehe Seite 34–35*
Mandeln *siehe Seite 60–61*
Gerste *siehe Seite 70–71*
Sojabohnen *siehe Seite 78–79*
Sardine *siehe Seite 82–83*
Eier *siehe Seite 92–93*
Grüner Tee *siehe Seite 96–97*
Wasser *siehe Seite 110–111*
Olivenöl *siehe Seite 118–119*

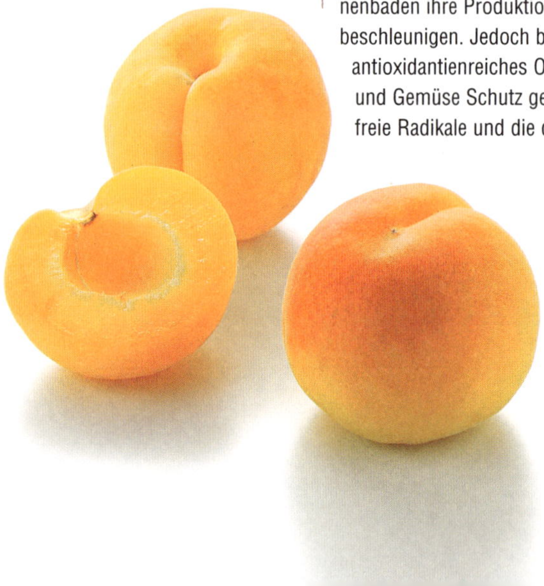

Auswirkungen, wie beispielsweise Herz- und Augenkrankheiten, werden durch freie Radikale hervorgerufen. Dabei handelt es sich um höchst reaktive Moleküle, die Zellwände und das darin enthaltene Erbmaterial zerstören. Freie Radikale lassen sich nur schwer meiden, da sie auf natürliche Weise im alltäglichen Leben entstehen. Zudem können Faktoren, wie Rauchen, Umweltverschmutzung und übermäßiges Sonnenbaden ihre Produktion beschleunigen. Jedoch bieten antioxidantienreiches Obst und Gemüse Schutz gegen freie Radikale und die durch sie verursachten Schäden. Studien haben zum Beispiel gezeigt, dass der Verzehr von Zitrusfrüchten, die für ihren hohen Gehalt an Vitamin C bekannt sind, die Stärkung des Immunsystems und eine gesunde Haut begünstigt und das Risiko für Augenerkrankungen reduziert. Lebensmittel mit einem hohen Anteil an Betacarotin, wie grünes Blattgemüse, orangefarbene Süßkartoffeln, Aprikosen und Kürbis, üben sich positiv auf die Sehkraft aus und schützen uns vor Herzkrankheiten.

Produkte, die reich an essenziellen Fettsäuren sind, sorgen dafür, dass wir uns richtig wohlfühlen und zugleich jugendlich aussehen. Dazu zählen insbesondere Fisch, Nüsse und Samen. Dabei spielen essenzielle Fettsäuren nicht nur eine zentrale Rolle bei der Unterstützung der Gehirnaktivität, eines gesunden Geistes und eines gesunden Nervensystems, sondern sie sind auch wesentlich an der Erhaltung der

Hautelastizität beteiligt und lassen die Haare glänzend und gesund erstrahlen.

Viele weitere Lebensmittel und Kräuter tragen zur optimalen Pflege von Haut und Haaren bei, sei es durch ihren Verzehr oder aber durch äußerliche Anwendung. Ein Milchbad beispielsweise ist überaus nahrhaft für die Haut und macht sie weich und geschmeidig; grüner Tee wirkt bei Auftragen auf die Augenpartie Hängelidern entgegen, während die Banane als eine effektive Haarspülung dienen kann.

Der Alterungsprozess ist unvermeidbar, aber würdevoll zu altern ist eine Kunst, die jeder beherrschen kann. Mit den Informationen aus diesem Buch können Sie die alltäglichen Lebensmittel und Kräuter dazu nutzen, Energie zu tanken und Ihre körperliche und mentale Leistungsfähigkeit zu steigern. Dabei werden Sie schon nach kurzer Zeit Ergebnisse sehen und fühlen. Auf lange Sicht werden Sie vitaler sein, sich besser fühlen und jünger aussehen. Worauf warten Sie noch? Investieren Sie jetzt in Ihre Zukunft!

ALTERSBESCHLEUNIGER: VERMEIDEN SIE …

- Fastfood
- Zucker
- zu viel Salz
- zu viel Alkohol
- Rauchen
- Stress
- zu wenig Sport
- zu wenig Schlaf

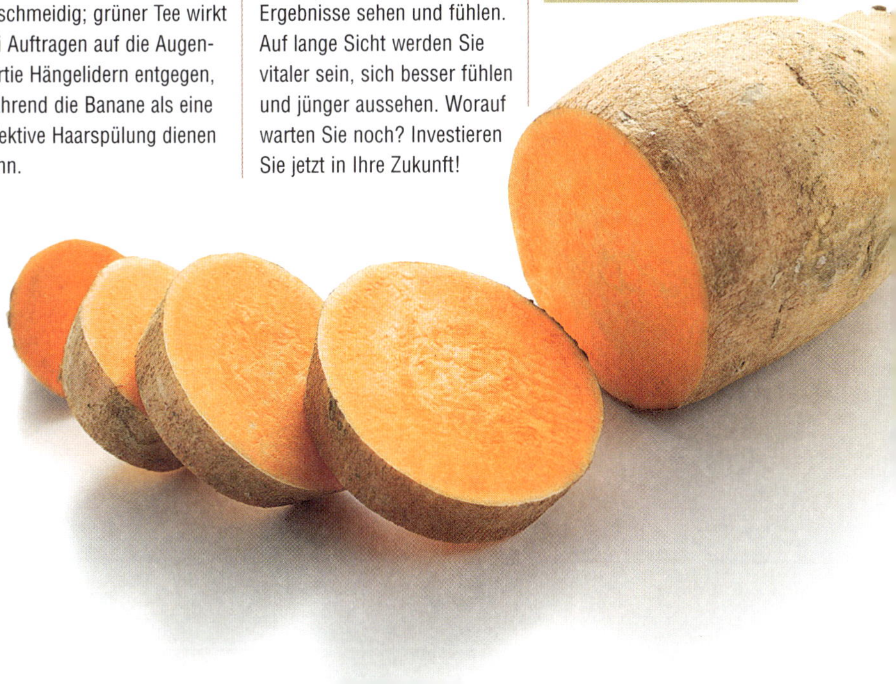

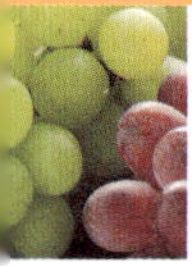

Trauben

NÄHRSTOFFE

B-Vitamine, Vitamin C; Eisen, Kalium, Selen, Zink; Anthocyane, Flavone, Quercetin; Ballaststoffe

TRAUBENSAFT

2,7 kg dunkle Trauben
1 Musselintuch

Die Trauben in einem Topf zerstampfen, bis der Saft austritt. Mit Wasser bedecken, zum Kochen bringen und 10 Minuten auf kleiner Flamme köcheln lassen. Erneut gründlich bearbeiten, sodass alle Trauben restlos entsaftet werden. Den Saft durch das Musselintuch abseihen. Über Nacht stehen lassen und am nächsten Tag trinken.

Saftige Trauben bieten umfassenden Schutz und liefern schnelle Energie.

Trauben enthalten eine Vielzahl an Substanzen, die reich an einzigartigen Nährstoffen sind, weshalb ihnen eine heilende Wirkung zugesprochen wird. Die aromatische Frucht trägt zur Vorbeugung und Behandlung altersbedingter Beeinträchtigungen bei, die von Anämie über Müdigkeitserscheinungen bis hin zu Arthritis, Krampfadern und Rheuma reichen.

HILFE FÜR DAS HERZ

Trauben stecken voller hochwirksamer Antioxidantien, darunter adstringierende Tannine, Flavone und Anthocyane. Sie bekämpfen das schädliche LDL-Cholesterin, verhindern die Bildung von Blutgerinnseln und tragen somit zum Schutz des Herzens und des Kreislaufsystems bei. Durch ihren hohen Anteil an Wasser und Ballaststoffen fördern sie die Entgiftung von Darm und Leber. Dunkle Trauben enthalten darüber hinaus Quercetin, einen Stoff, der entzündungshemmend wirkt, das Herz-Kreislauf-System unterstützt und eine gesunde Verdauung fördert. Bereits seit frühesten Zeiten werden Trauben zur Herstellung von Rosinen getrocknet. Rosinen sind Träger von konzentrierten Nährstoffen, enthalten jede Menge Ballaststoffe und sind ein außergewöhnliches energiereiches Nahrungsmittel. Außerdem stecken sie voller Mineralstoffe, wie Eisen, Kalium, Selen und Zink. Insbesondere Selen ist ein sehr wichtiger Nährstoff im Kampf gegen das Altern, da es Schutz vor Herzkrankheiten bietet, das Immunsystem stärkt und der Faltenbildung vorbeugt.

TRAUBEN-GESICHTSMASKE

1 Handvoll Trauben
1 EL frische Crème double
½ TL Zitronensaft

Die Trauben mit einer Gabel zerdrücken und durch ein Sieb pressen. Zusammen mit der Crème double zu einer schaumigen Creme schlagen. Nach und nach den Zitronensaft hinzugeben, umrühren und vermischen. Auf Gesicht und Hals auftragen. 10 Minuten einwirken lassen und mit warmem Wasser abspülen.

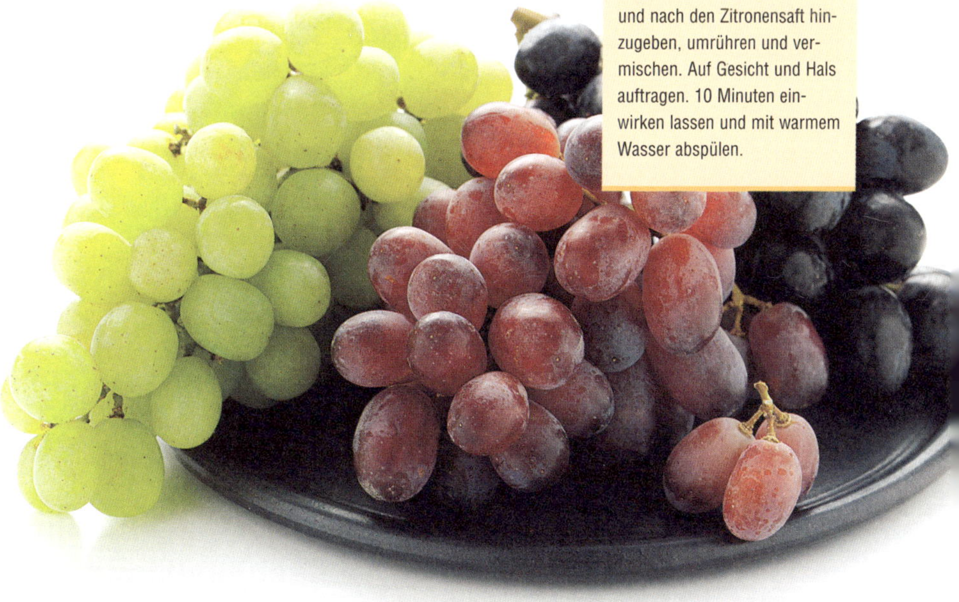

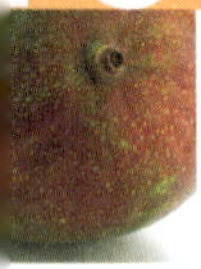

Mango

Reich an Vitamin C und Betacarotin beugt die Mango in vielerlei Hinsicht vorzeitiger Alterung vor.

Eine durchschnittlich große Mango enthält fast die gesamte Tagesdosis an Vitamin C. Dieses produziert Kollagen – ein Protein, das zu einer gesunden Haut und einem elastischen Bindegewebe beiträgt. Die Mango zählt unter den Früchten zu den wenigen Lieferanten von Vitamin E, das in Verbindung mit Vitamin C vor Gedächtnisverlust schützt. Mangos sind zudem reich an Betacarotin, das das Lungensystem und das Herz unterstützt, die Abwehrkraft des Körpers stärkt und ein klares Hautbild begünstigt.

NÄHRSTOFFE
Vitamine C, E, Betacarotin; Ballaststoffe

MANGO-LASSI

500 g Naturjoghurt
1½ Mango, geschält und in Scheiben
55 g Zucker
8 Eiswürfel
4 Pistazien, geschält
4 Mandeln
1 Prise Safranfäden

Joghurt, Mango, Zucker und Eiswürfel in der Küchenmaschine mixen. Die Pistazien und Mandeln in feine Stücke hacken. Das Lassi in Gläser füllen und mit den Nüssen und den Safranfäden garnieren.

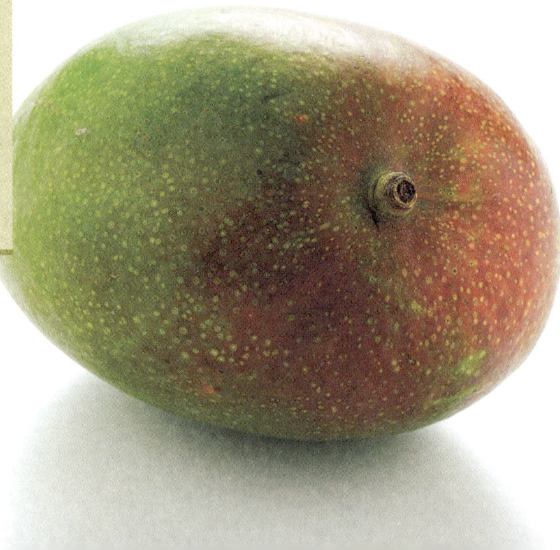

003

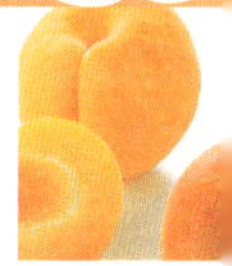

Aprikose

Die Aprikose hat einen hohen Carotinoid-Gehalt und ist reich an verjüngenden Nährstoffen.

Betacarotin ist das in höchster Konzentration vertretene Antioxidans in der Aprikose. Es schützt Haut und Lunge vor Schädigung und unterstützt das Immunsystem. Darüber hinaus beugt es Augenschäden durch freie Radikale vor. Zu den weiteren Bestandteilen zählt Lycopin, eines der wirkungsvollsten Antioxidantien. Lycopin ist für seine Fähigkeit bekannt, dem Aufbau von Fettablagerungen in den Arterien entgegenzuwirken, und zeichnet sich außerdem durch seine krebsvorbeugenden Eigenschaften aus.

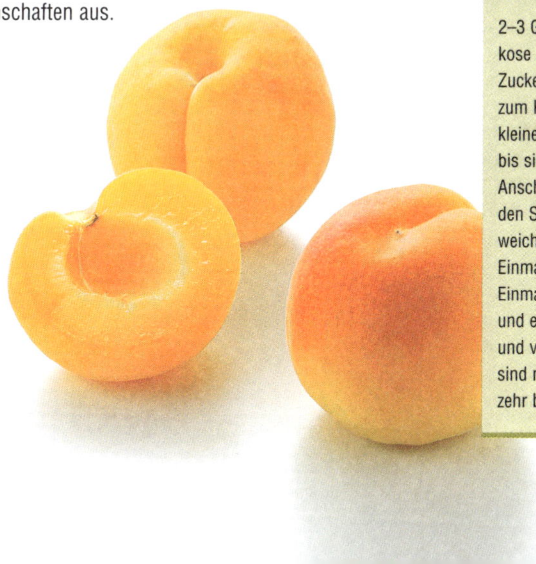

NÄHRSTOFFE

B-Vitamine, Vitamin C, Betacarotin, Lycopin; Eisen; Ballaststoffe

BRANDY-APRIKOSEN

2 kg frische Aprikosen
1 Tüte Gewürznelken
4 Zimtstangen
1,3 kg brauner Zucker
600 ml Essig
60 ml Brandy

2–3 Gewürznelken in jede Aprikose stecken. Zimtstangen, Zucker und Essig vermischen, zum Kochen bringen und auf kleiner Flamme köcheln lassen, bis sich ein Sirup bildet. Anschließend die Aprikosen in den Sirup geben und darin weich kochen. Die Aprikosen in Einmachgläser füllen. Jedem Einmachglas 1 Esslöffel Brandy und eine Zimtstange beifügen und verschließen. Die Aprikosen sind nach 14 Tagen zum Verzehr bereit.

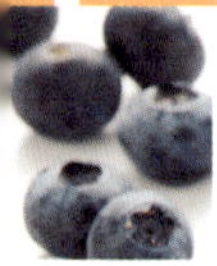

Heidelbeeren

NÄHRSTOFFE
Vitamine C, E, Betacarotin; Anthocyane, Ellagsäure; Ballaststoffe

Heidelbeeren können den Alterungsprozess des Gehirns verlangsamen.

Heidelbeeren trumpfen mit verjüngenden Anthocyanen und Antioxidantien auf.

Heidelbeeren sind eine reiche Quelle an Anthocyanen und Antioxidantien, die Schutz vor dem Altern bieten und die Durchblutung fördern. Anthocyane verstärken die Wirkung von Vitamin C und begünstigen so die Bildung von Kollagen. Heidelbeeren fördern die Gehirnfunktion und bekämpfen Augenkrankheiten. Ihr Pektin übt eine cholesterinsenkende Wirkung aus. Äußerlich angewendet ist Pektin ein straffendes Heilmittel und kann als Peeling verwendet werden.

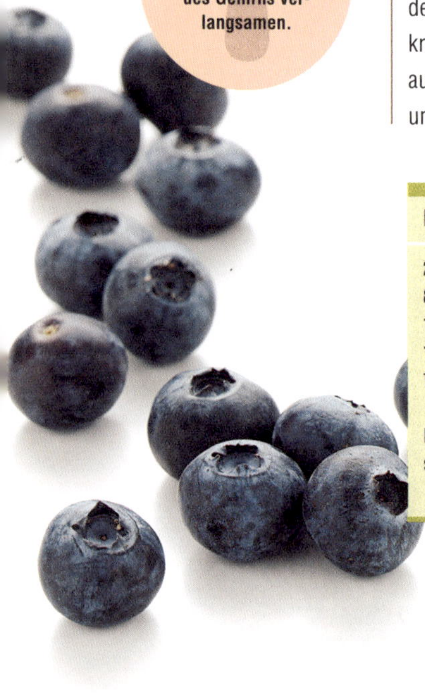

HEIDELBEER-SAUCE

250 g frische Heidelbeeren
80 g Zucker
1 EL frischer Zitronensaft
1 Prise Salz
½ TL Vanilleextrakt

Die Heidelbeeren in einer Schüssel zerstampfen. Zucker, Zitronensaft und Salz hinzufügen und gut vermischen. Die Masse in einem Topf erhitzen und 1 Minute lang kochen, dann den Vanilleextrakt dazugeben. In Kombination mit Pudding, Kuchen oder Eiscreme servieren. Im Kühlschrank bis zu 5 Tage haltbar.

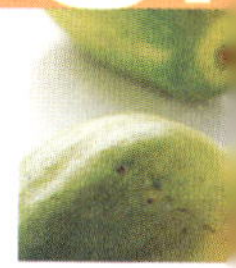

Papaya

Papayas enthalten neben Betacarotin und Vitamin C auch Papain, ein Enzym, das den Alterungsprozess verlangsamt.

Durch den hohen Gehalt an Betacarotin und Vitamin C schützt die Papaya vor Arterienschäden, verringert das Risiko von Herzkrankheiten und bekämpft freie Radikale. Ihr Wirkstoff Papain wirkt entzündungshemmend und verdauungsfördernd und begünstigt den Abbau von Abfallstoffen. Bei äußerlicher Anwendung entfernt Papain abgestorbene Hautzellen und kann als sanftes Peeling verwendet werden.

NÄHRSTOFFE
Vitamin C, Betacarotin, Folsäure, Kalium; Papain; Ballaststoffe

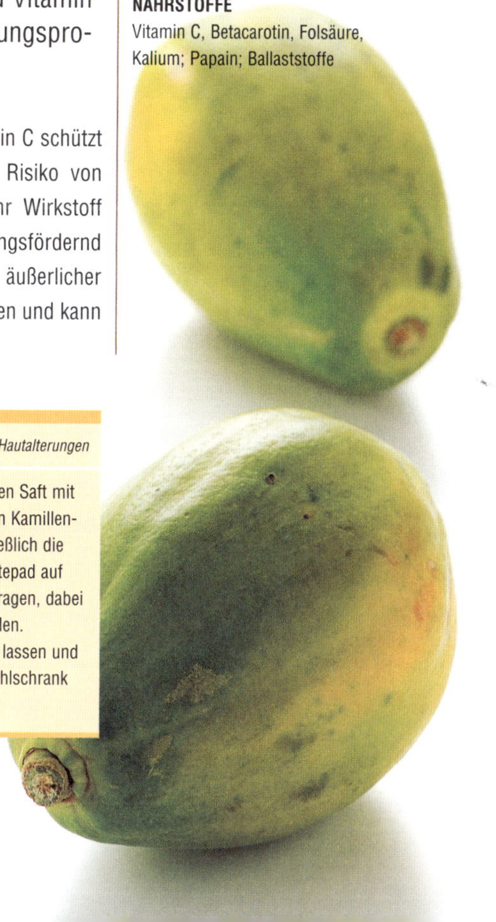

PAPAYA-PEELING-LOTION *Für eine frische Haut und gegen Hautalterungen*

1 große frische Papaya
1 Musselintuch
1 Tasse Kamillentee, abgekühlt

Die Papaya schälen, entkernen und das Fruchtfleisch in einer Küchenmaschine pürieren. Das Püree anschließend durch ein Musselintuch pressen, um den Saft zu extrahieren. Den Saft mit der gleichen Menge an Kamillentee vermischen. Schließlich die Lotion mit einem Wattepad auf Gesicht und Hals auftragen, dabei Augenkontakt vermeiden.
10 Minuten einwirken lassen und dann abspülen. Im Kühlschrank bis zu 2 Tage haltbar.

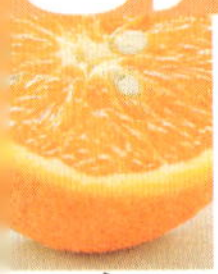

Orange

NÄHRSTOFFE

B-Vitamine, Vitamin C, Carotinoide, Folsäure; Kalium, Limonen; Ballaststoffe

VITAMIN-C-SMOOTHIE

- **700 ml frisch gepresster Orangensaft**
- **450 g frische Mangostückchen**
- **450 g frische Erdbeeren**
- **450 g Kiwi, in Stücken**
- **500 ml Vanille-Joghurt**
- **zerstoßenes Eis (nach Belieben)**

Alle Zutaten mit einem Mixer pürieren. Nach Bedarf Eis hinzugeben und servieren.

Neben reichlich Vitamin C enthalten Orangen Hesperidin, ein Antioxidans für ein gesundes Herz.

Durch den hohen Vitamin-C-Gehalt fördern Orangen eine gesunde, jugendliche Haut, beugen Augenerkrankungen und durch freie Radikale verursachten Arterienverkalkungen vor. Das in Orangen enthaltene Hesperidin hebt den Anteil an „gutem" HDL-Cholesterin und senkt den Anteil des „bösen" LDL-Cholesterins. Der ätherische Geruchsstoff Limonen wirkt krebsvorbeugend. Orangen sind Träger von natürlichen Zuckerstoffen, die schnell neue Energie liefern. Sie sind reich an Ballaststoffen und sollen sogar Cellulitis reduzieren.

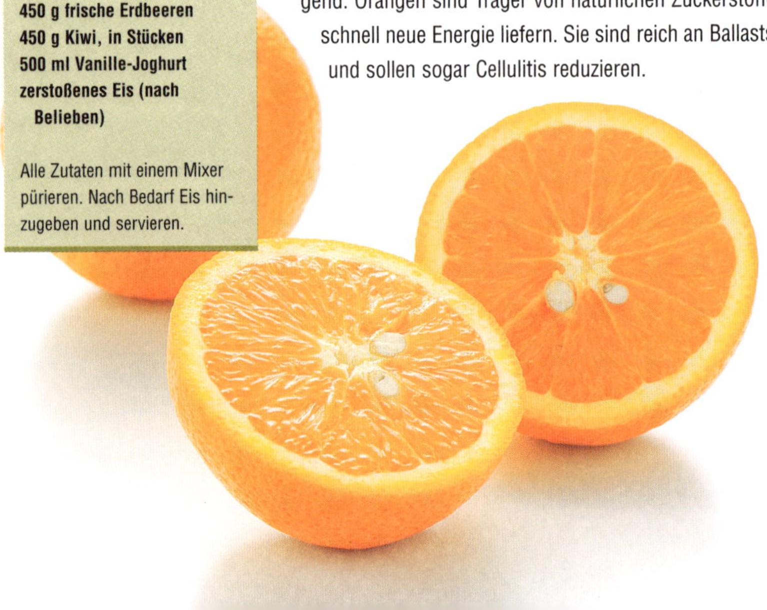

007

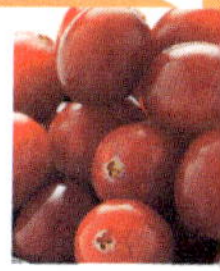

Cranberrys

Cranberrys enthalten zahlreiche Inhaltsstoffe, die Alterserscheinungen entgegenwirken.

Ein in Cranberrys vorkommendes Antioxidans ist die Ellagsäure, die die Aktivierung krebserregender Stoffe und die Entstehung von Herzkrankheiten verhindert. Ellagsäure kann am besten aus naturbelassenen Nahrungsmitteln aufgenommen werden – eine frohe Botschaft für alle, die gerne Cranberrys essen. Der hohe Vitamin-C-Gehalt sorgt dafür, dass Haut und Augenpartie in jugendlichem Glanz erstrahlen und die Abwehrkräfte gestärkt werden. Zwei weitere Inhaltsstoffe bieten Schutz vor Herzkrankheiten: die Bioflavonoide Quercetin und Myrcetin.

NÄHRSTOFFE

Vitamin C, Eisen; Ellagsäure; Tannine

CRANBERRYS IM SCHOKOMANTEL

350 g Schokoladensplitter
2 EL Butter
350 g frische Cranberrys

Die Schokoladensplitter mit der Butter auf kleiner Flamme unter ständigem Rühren zum Schmelzen bringen. Mit einem Zahnstocher die Cranberrys vollständig in die Schokolade tunken. Auf Wachspapier auslegen und anschließend im Kühlschrank hart werden lassen.

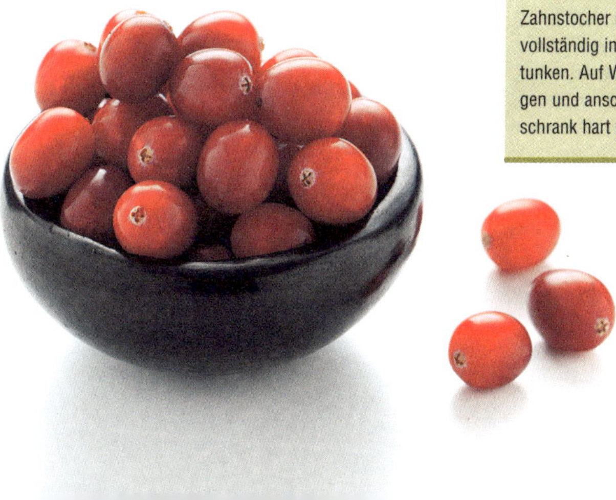

008

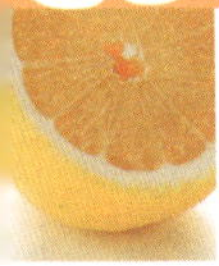

Zitrone

NÄHRSTOFFE
Vitamin C, Folsäure; Kalium; Limonen; Ballaststoffe

Die vielfältigen verjüngenden Eigenschaften der Zitrone wirken innerlich wie äußerlich.

Durch den hohen Vitamin-C-Gehalt tragen Zitronen zur Pflege von Haut und Zahnfleisch bei. Sie sind außerdem eine gute Quelle an Bioflavonoiden wie Quercetin, das die Wirkung von Vitamin C verstärkt und für die Gesundheit der Blutgefäße und der Vermeidung von Krampfadern förderlich ist. Die in Zitronen und anderen Zitrusfrüchten enthaltenen Terpene senken das Krebsrisiko. Bei äußerer Anwendung wirkt Zitronensaft antibakteriell, adstringierend, stärkend und belebend.

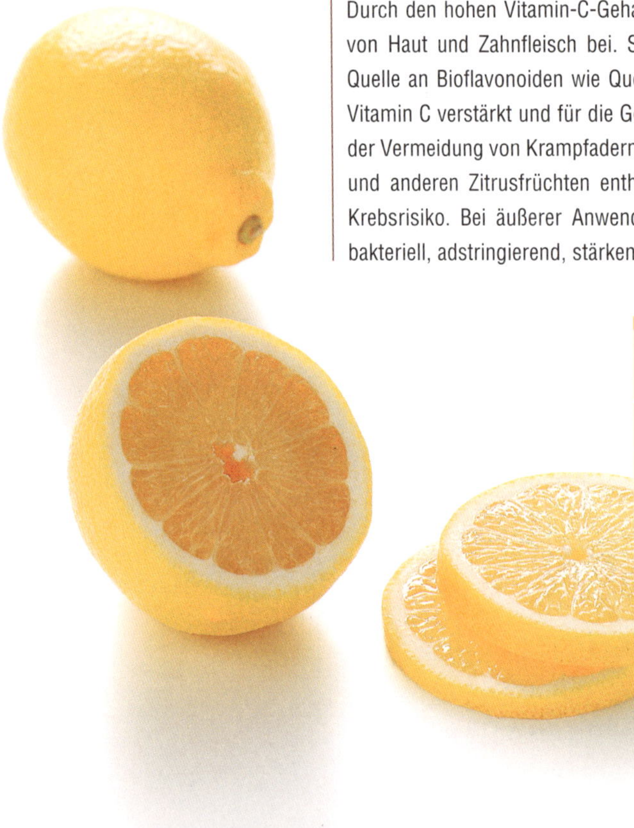

GESICHTSWASSER *Zur Behandlung von Besenreisern*

4 TL pflanzliches Glyzerin
Saft von 1 Zitrone
1 Tropfen ätherisches Neroli-Öl
1 Tropfen ätherisches Rosenöl

Das Glyzerin mit dem Zitronensaft vermischen und die Öle dazugeben. Zweimal täglich auf die Besenreiser auftragen. Kühl in einem verschlossenen Glas bis zu 3 Monate haltbar.

Banane

Die Banane zählt zu den nährstoffreichsten Obstsorten und bietet umfassenden Anti-Aging-Schutz.

Der hohe Anteil an Kalium senkt Bluthochdruck und mindert das Risiko von Herzkrankheiten. In Verbindung mit Natrium hilft Kalium, den Flüssigkeits- und Elektrolythaushalt der Zellen auszugleichen und reguliert damit die Nerven- und Muskelfunktionen. Die enthaltene Oligofructose fördert das Wachstum und die Vermehrung „guter“ Darmbakterien und die Verdauung. Für einen friedlichen Schlaf sorgt Tryptophan, das der Körper in Serotonin umwandelt.

NÄHRSTOFFE

Vitamine B3, B5, B6; Kalium, Magnesium; Ballaststoffe

Bananen reifen am besten in einer Papiertüte bei Zimmertemperatur.

BANANEN-PFLEGESPÜLUNG

Feuchtigkeitspflege für trockenes Haar

1 Banane
2 TL Traubenkernöl

Die Banane mit einer Gabel zerdrücken und mit dem Öl zu einer Paste vermischen. In Haar und Kopfhaut einmassieren, die Haare mit Frischhaltefolie abdecken und 30 Minuten einwirken lassen. Mit einem milden Shampoo auswaschen.

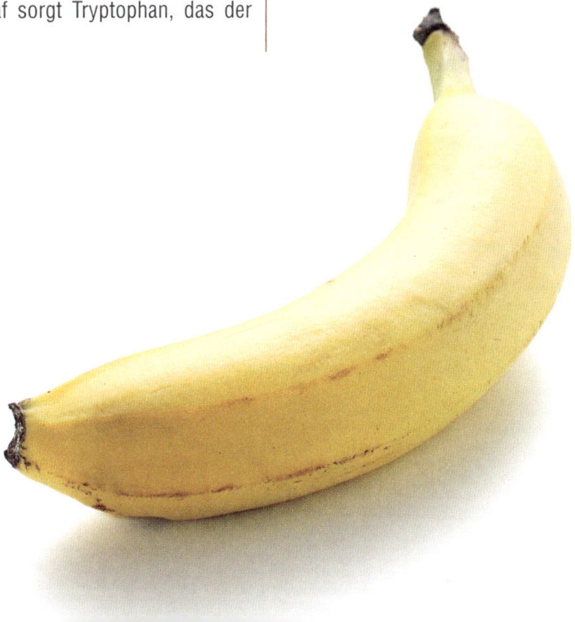

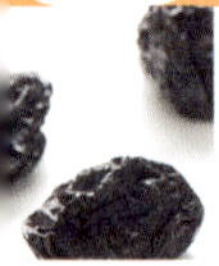

Trockenpflaumen

NÄHRSTOFFE
Vitamine A, B3, B6; Eisen, Kalium; Ballaststoffe

PFLAUMEN-BAISER

12 große Trockenpflaumen
3 Eiweiß
3 EL Zucker

Die Trockenpflaumen über Nacht einweichen und in dem Einweichwasser weich kochen. Den Ofen auf 150 °C vorheizen. Die Steine entfernen und die Pflaumen zu einem Brei verkneten. Das Eiweiß steif schlagen. Den Zucker und dann den Trockenpflaumenbrei unterheben. In eine eingefettete Auflaufform geben und 20 Minuten backen. Mit Sahne servieren.

Die antioxidativen Eigenschaften der Trockenpflaume verlangsamen den Alterungsprozess.

Als reiche Ballaststoffquelle bekannt, liefern Trockenpflaumen schon in kleinen Mengen wirkungsvolle Antioxidantien. Der hohe Anteil an Kalium wirkt blutdrucksenkend, während Vitamin B6 das Herz stärkt und die Gehirntätigkeit ankurbelt. Außerdem stecken Trockenpflaumen voller Eisen, liefern Energie und bekämpfen Müdigkeit. Die Kombination aus Eisen und Vitamin A ist besonders förderlich für das Haarwachstum. Vitamin A verleiht Haut und Augen ein jugendliches Aussehen.

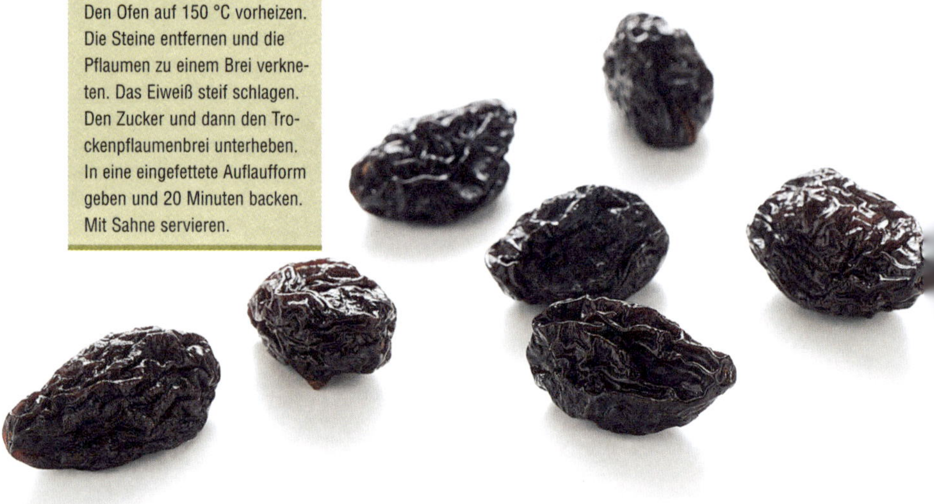

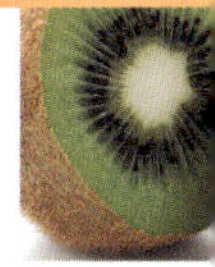

Kiwi

Kiwis enthalten doppelt so viel Vitamin C wie Orangen und deutlich mehr Ballaststoffe als Äpfel.

Aufgrund des hohen Vitamin-C-Gehalts sind Kiwis wahre Abwehrwunder und förderlich für ein jugendliches Hautbild. Sie sind reich an Lutein, einem Carotinoid, das in Verbindung mit Vitamin C und E vor Blutgerinnseln und hohen Blutfettwerten schützt. Auch Kalium verhindert altersbedingte Beschwerden – von hohem Blutdruck über Schlaflosigkeit bis hin zu Erschöpfungszuständen. Der Ballaststoffgehalt begünstigt eine gute Verdauung und senkt den Cholesterinspiegel.

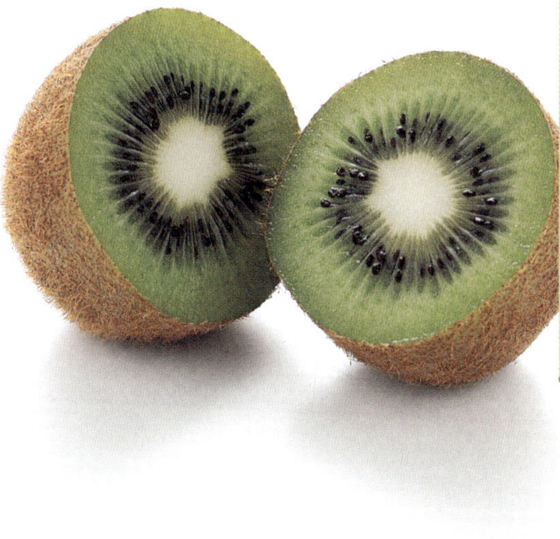

NÄHRSTOFFE

Vitamine B3, C, E, Lutein; Kalium; Ballaststoffe

KIWI-EIS

4 Kiwis, geschält und in Stücken
500 ml ungesüßter Apfelsaft
1 EL Zitronensaft
½ TL abgeriebene Schale 1 unbehandelten Orange

Kiwi, Apfelsaft und Zitronensaft in einem Mixer fein pürieren. Die Orangenschale einrühren. Die Mischung in eine 20 cm große Form gießen und einfrieren. Die gefrorene Mischung in eine Rührschüssel füllen und schaumig schlagen. Die Mischung zurück in die Form gießen und erneut einfrieren. Vor dem Servieren 10 Minuten bei Raumtemperatur stehen lassen.

012

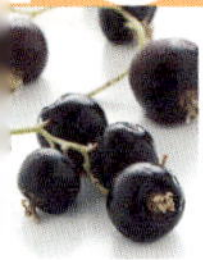

NÄHRSTOFFE
Vitamin C; Kalium, Magnesium; Bioflavonoide; Ballaststoffe

Schwarze Johannisbeeren

Die schwarzen Beeren stecken voller wirksamer Anti-Aging-Nährstoffe, insbesondere Vitamin C.

Im Vergleich zu Orangen haben schwarze Johannisbeeren den vierfachen Vitamin-C-Gehalt. Das für seine schützende Wirkung bekannte Vitamin C stärkt die Abwehrkräfte des Körpers und unterstützt Gewebe- und Zellregeneration sowie -wachstum. In den Beeren finden sich zudem Bioflavonoide, die positive Effekte auf Blutgefäße und Haut haben. Der hohe Kaliumgehalt ist förderlich bei Wassereinlagerungen und hohem Blutdruck.

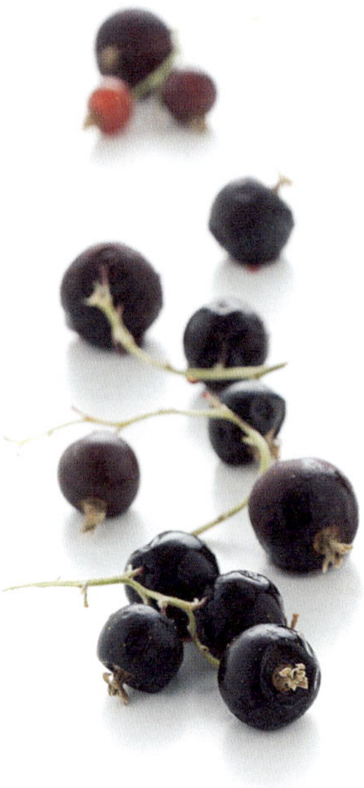

GESICHTSWASSER *Zur Vorbeugung gegen Fältchen*

60 g schwarze Johannisbeeren
1 Musselintuch
10 Trauben
1 EL frischer Zitronensaft

Die Johannisbeeren in einem Mixer pürieren und durch das Musselintuch seihen. 75 ml des Safts aufbewahren. Den Vorgang mit den Trauben wiederholen und die gleiche Menge an Saft beiseitestellen. Die beiden Säfte miteinander vermischen, den Zitronensaft hinzugeben und in eine Flasche füllen. Zweimal täglich mit einem Wattepad auf Gesicht und Hals auftragen und antrocknen lassen. Die verschlossene Flasche ist bis zu 48 Stunden im Kühlschrank haltbar.

013

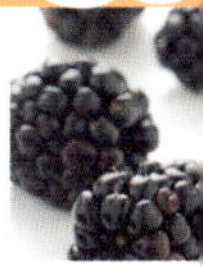

Brombeeren

Prall, süß und saftig: Brombeeren zählen zu den fettärmsten Lieferanten von Vitamin E.

Wie die meisten Beeren sind Brombeeren reich an Vitamin C, zusätzlich jedoch an Vitamin E. Dieses Vitamin neutralisiert freie Radikale und schützt vor Herzkrankheiten und vorzeitiger Alterung der Haut. Brombeeren enthalten zudem Salicylate, Substanzen, die auch in Aspirin vorkommen und dem Körper helfen, Infektionen abzuwehren. Studien haben bewiesen, dass Salicylate auch krebsvorbeugende Eigenschaften aufweisen.

NÄHRSTOFFE

Vitamine C, E, Folsäure; Mangan; Salicylate; Flavonoide

Verfeinern Sie Ihre Frühstückszerealien mit Brombeeren, damit Ihr Körper das in dem Getreide enthaltene Eisen besser aufnehmen kann.

BROMBEER-APFEL-DESSERT

4 Kochäpfel (z. B. Boskop)
2 EL Zucker
300 g Brombeeren
625 ml Bio-Joghurt

Die Äpfel schälen, in Scheiben schneiden und mit dem Zucker in einen Kochtopf geben. Vorsichtig weich kochen. Die Brombeeren dazugeben und weitere 1–2 Minuten köcheln lassen. Die Mischung abkühlen lassen und den Joghurt einrühren. Im Kühlschrank erneut abkühlen lassen.

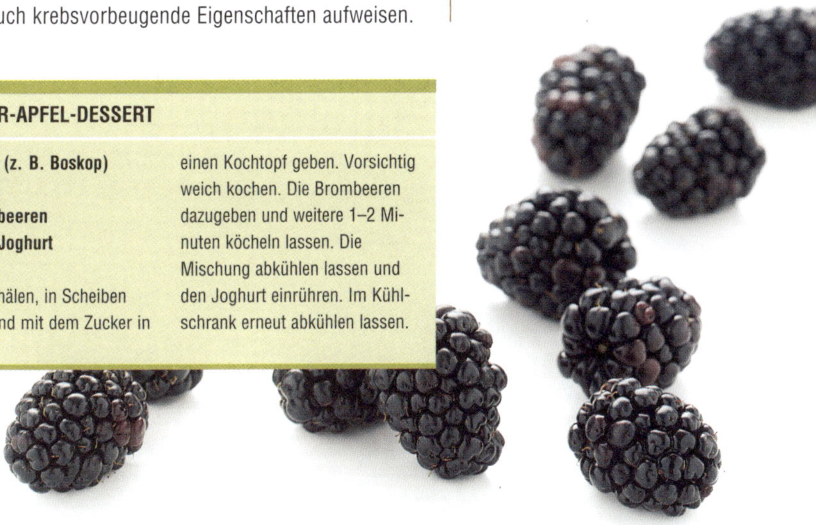

014

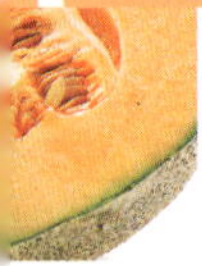

Cantaloupe-Melone

Die Sommerfrucht strotzt nur so vor Antioxidantien und bekämpft wirkungsvoll freie Radikale.

Cantaloupe-Melonen sind reich an Vitamin C und Betacarotin, zwei natürlichen Anti-Aging-Mitteln, die die Zellregeneration und das Zellwachstum fördern und das Immun- und Kreislaufsystem stärken. Das ebenfalls enthaltene Kalium trägt zur Senkung von hohem Blutdruck und schädlichem LDL-Cholesterin bei. Durch den hohen Wassergehalt unterstützt die Melonenart die Entgiftung des Körpers.

NÄHRSTOFFE
Vitamine B3, C, Betacarotin; Kalium

MELONEN-LOTION

Feuchtigkeitskur für die Haut

¼ frische Melone, geschält und entkernt
1 Musselintuch
½ Zitrone
1 EL Olivenöl

Die Melone in einem Mixer pürieren, dann durch das Musselintuch seihen. Die Zitrone auspressen und einen Teelöffel davon zum Melonenpüree geben. Melonen- und Zitronensaft mit Olivenöl in einem Behälter vermischen, abdecken und kühl lagern. Zweimal täglich mit einem Wattepad auf Gesicht und Hals auftragen. Im Kühlschrank bis zu 2 Tage haltbar.

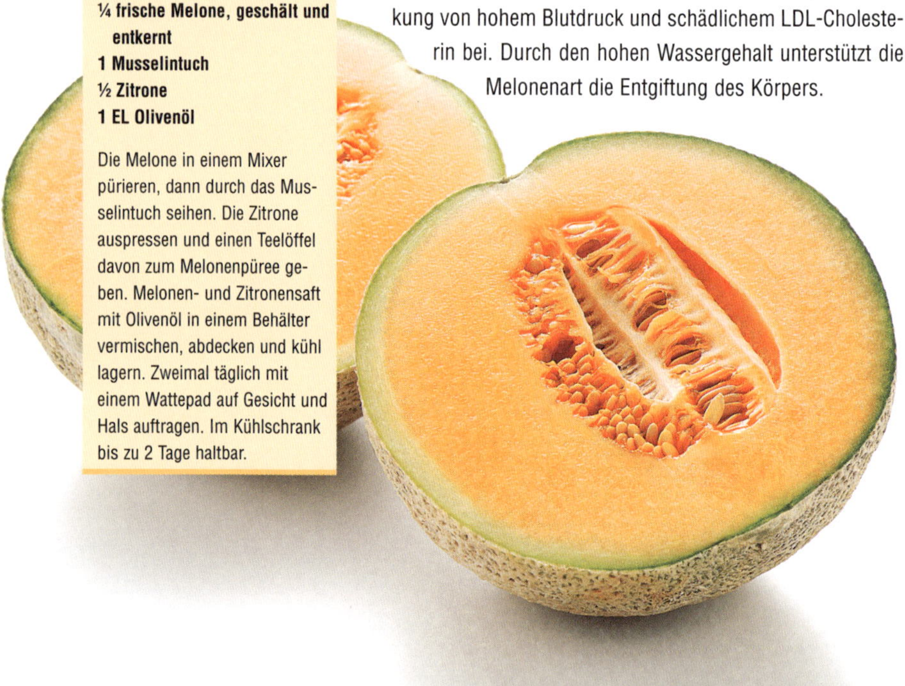

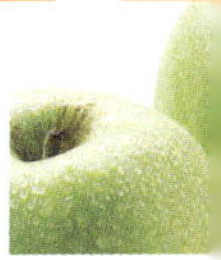

Apfel

Äpfel sind wegen ihrer Ballaststoffe, ihrer Flavonoide und Vitamin C eine gesunde Nahrungsergänzung zu jeder Anti-Aging-Kost.

Äpfel enthalten Pektin, einen Ballaststoff, der Abfallprodukte aus dem Körper schwemmt. Außerdem begünstigen sie die Vermehrung nützlicher Bakterien im Darm. Quercetin hilft, das Cholesterin in Schach zu halten. Dank der Apfelsäure werden Rheumabeschwerden und Arthritis gelindert und die Energieproduktion angeregt. Vitamin C stärkt die Abwehrkräfte, während der hohe Wassergehalt Flüssigkeitsmängel ausgleicht.

NÄHRSTOFFE

Vitamin C; Apfelsäure, Flavonoide; Ballaststoffe

Die Schale der Äpfel ist reich an Quercetin, einem Stoff, der vor sonnenbedingten Hautschäden schützt.

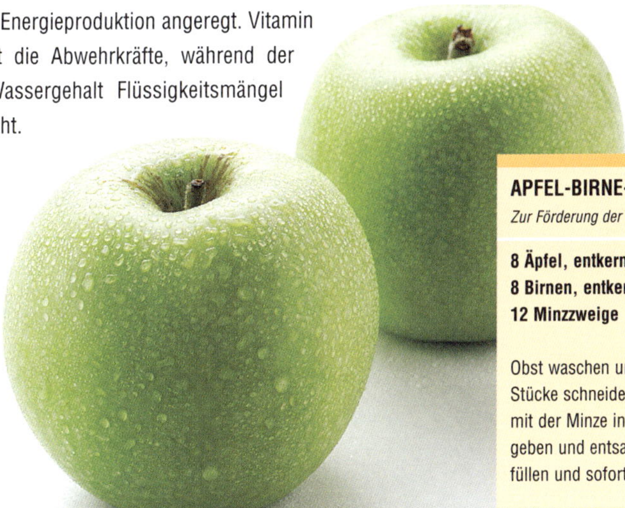

APFEL-BIRNE-MINZE-SAFT

Zur Förderung der Verdauung

8 Äpfel, entkernt
8 Birnen, entkernt
12 Minzzweige

Obst waschen und ungeschält in Stücke schneiden. Zusammen mit der Minze in einen Entsafter geben und entsaften. In Gläser füllen und sofort trinken.

016

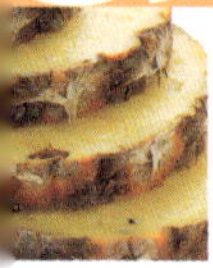

Ananas

NÄHRSTOFFE
Vitamine B1, B2, C; Mangan; Bromelain; Ballaststoffe

Die Ananas ist besonders reich an entzündungshemmendem Bromelain.

Bromelain ist ein entzündungshemmender Wirkstoff, daher ist die Frucht außergewöhnlich förderlich bei Gelenkproblemen. Außerdem stärkt die Ananas mit ihrem Vitamin-C-Gehalt die Abwehrkraft des Körpers gegen freie Radikale, die vorzeitige Alterung hervorrufen können. Ein weiterer Bestandteil ist Mangan – ein Spurenelement, das in Enzymen vorkommt und wichtig für den antioxidativen Schutz und die Energieproduktion ist.

ANANAS-MANGO-SALSA

1 große reife Mango
½ kleine Ananas
¼ rote Zwiebel, fein gehackt
1-cm-Stück Ingwer, geschält und gerieben
1 kleine Knoblauchzehe, geschält und zerdrückt
½ rote Chili, in feinen Ringen
1 Handvoll Koriander, grob gehackt
Saft von 2 Limetten
1 TL Sesamöl

Die Früchte schälen und das Fruchtfleisch zerkleinern, dann in einer Schüssel mit der Zwiebel, dem Ingwer, Knoblauch, Chili und Koriander vermischen. Limettensaft und Sesamöl über die Mischung träufeln. Als Dip zu Fisch oder Hühnchen servieren.

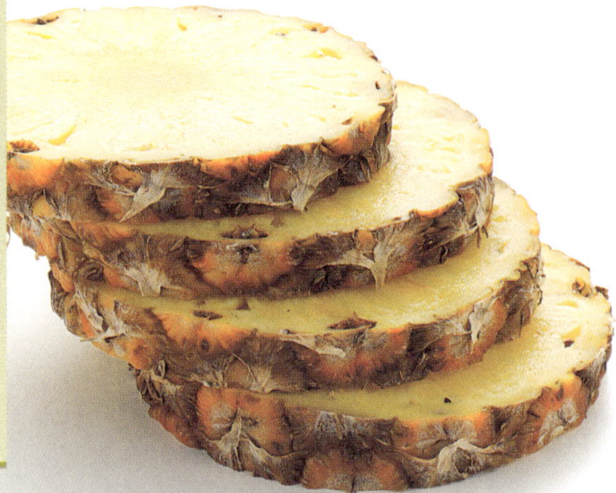

017

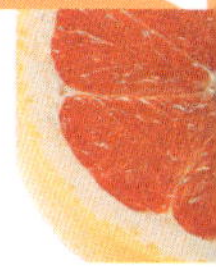

Grapefruit

Die Grapefruit sorgt für die Entgiftung des Körpers und eignet sich ideal zum Frühstück.

Die Grapefruit ist ein guter Lieferant des Anti-Aging-Mittels Vitamin C. Insbesondere die roséfarbenen Sorten sind reich an Kalium und Bioflavonoiden, die einen positiven Einfluss auf Herz und Kreislauf sowie Haut und Immunsystem ausüben. Das Pektin in der Frucht senkt den Cholesterinspiegel. Die Grapefruit ist außerdem Träger von Hydroxycarbonsäuren, die als Gesichtswasser ihre volle Wirkung entfalten.

NÄHRSTOFFE

Vitamin C, Betacarotin, Folsäure, Lycopin; Kalium; Flavonoide; Ballaststoffe

GRAPEFRUIT-MASKE

Zur Straffung der Haut

1 kleine Grapefruit
1 kleiner Becher Bio-Joghurt

Die Grapefruit schälen und in Stücke schneiden. Die weiße Innenhaut und die Kerne entfernen. Mit dem Joghurt in einem Mixer fein pürieren. Die Mischung 1 Stunde in den Kühlschrank stellen. Auf das Gesicht auftragen und 10 Minuten einwirken lassen. Sanft mit kaltem Wasser abspülen.

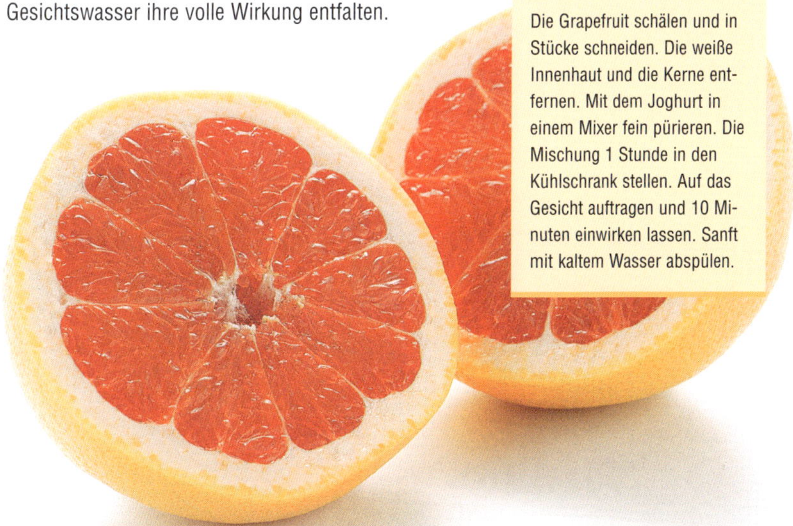

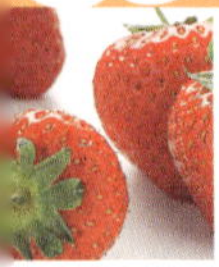

Erdbeeren

NÄHRSTOFFE
Vitamine B6, C, Folsäure;
Ellagsäure

ERDBEER-RICOTTA-AUFSTRICH

150 g reife Erdbeeren
2 Limetten
2 TL Puderzucker
100 g Ricotta-Käse

Die Erdbeeren mit einer Gabel zerdrücken und die Limettenschale reiben. Den Puderzucker und die Limettenschale dazugeben und mit dem Ricotta-Käse zu einer glatten Masse verrühren. Auf einen getoasteten Zimt-Bagel streichen und als Frühstück servieren.

Die Sommerfrüchte stecken voller Nährstoffe, die dem Alterungsprozess trotzen.

Erdbeeren werden nicht matschig, wenn sie sofort nach dem Waschen entstielt werden.

Erdbeeren enthalten viel Vitamin C, das einen wichtigen Beitrag zur Bildung von Kollagen leistet. Dieses Protein verbessert die Hautstruktur. Vitamin C spielt auch eine wichtige Rolle bei der Wundheilung und beim Schutz vor Gingivitis, einer Zahnfleischentzündung, die häufig auftritt. Erdbeeren sind Träger von Ellagsäure, einem sekundären Pflanzenstoff, der über krebsvorbeugende Eigenschaften verfügt.

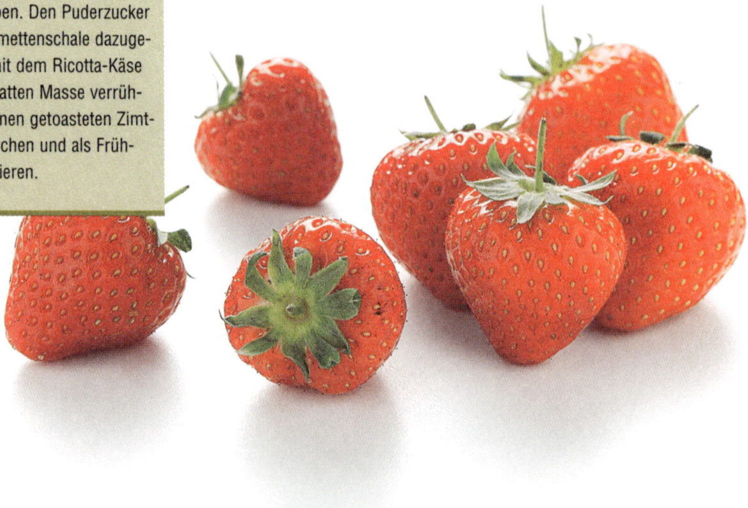

019

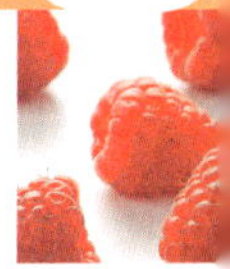

Himbeeren

Himbeeren sind reich an Vitamin C und vielen potenten Antioxidantien, die uns jung halten.

Der hohe Vitamin-C-Gehalt stärkt die Abwehrkräfte und beugt vielen Alterserscheinungen vor, angefangen bei Herzkrankheiten bis hin zu Augenproblemen. Die Ellagsäure in den Früchten senkt das Krebsrisiko und wirkt protektiv gegen bösartige Zellveränderungen. Die ebenfalls enthaltenen Anthocyane zeichnen sich durch ihre entzündungshemmenden Eigenschaften aus. Auch im Kampf gegen Viren- und Bakterienerkrankungen sind Himbeeren eine wirkungsvolle Waffe. Ihre Ballaststoffe besitzen eine verdauungsfördernde Wirkung.

NÄHRSTOFFE

Vitamine B3, C, Folsäure; Eisen, Mangan; Anthocyane, Flavonoide; Ballaststoffe

HIMBEER-SCHAUMCREME

225 g Himbeeren
150 ml trockener Sherry
2 EL Brandy
abgeriebene Schale 1 unbehandelten Orange
abgeriebene Schale ½ unbehandelten Zitrone
75 g Zucker
450 ml Crème double

Die Himbeeren zerdrücken (2 Handvoll aufbewahren) und mit den anderen Zutaten, außer der Crème double, vermischen. 4 Stunden ziehen lassen und durch ein Sieb passieren. Die Crème double unterheben. Die restlichen Himbeeren in eine Schale füllen, die Mischung darübergeben und ruhen lassen. Zu Teigröllchen mit Ricottacremefüllung servieren.

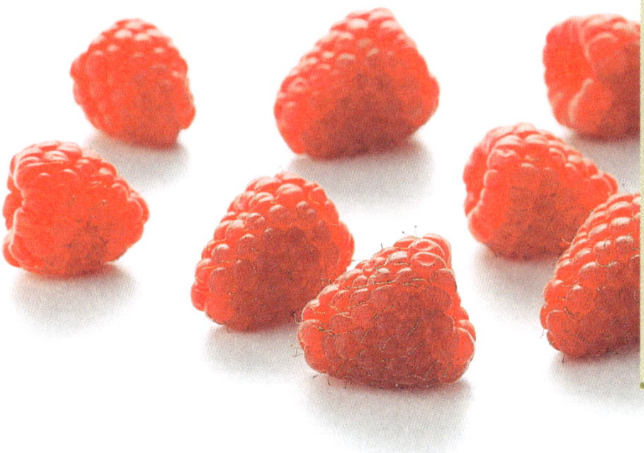

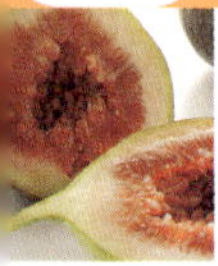

Feige

Die Feige ist besonders reich an Ballaststoffen und liefert zudem große Mengen an Vitamin B6.

NÄHRSTOFFE
Vitamin B6, Betacarotin; Eisen, Kalium; Ballaststoffe

Die ballaststoffreichen Feigen helfen dem Körper, sich von Giftstoffen zu befreien. Durch den hohen Anteil an Kalium, dem eine entscheidende Bedeutung bei der Blutdruckregulierung zukommt, kann das Risiko von Herzkrankheiten gemindert werden. Feigen sorgen für die Zufuhr von Vitamin B6, das Gedächtnisverlust und Folgen von Stress entgegenwirkt.

MIT ORANGEN-ANIS-CREME GEFÜLLTE FEIGEN

16 getrocknete Feigen
115 g Frischkäse (Zimmertemperatur)
1 EL frischer Orangensaft
2 TL abgeriebene Schale 1 unbehandelten Orange
1½ TL Honig
½ TL Anis, zerdrückt

Die Feigen von den Stielen befreien, vom Stielende aus nach unten vierteln und vorsichtig auseinanderziehen. Frischkäse, Orangensaft und -schale, Honig und Anis in eine Schüssel geben und cremig schlagen. Einen kleinen Löffel der Mischung in jede Feige füllen. 2 Stunden in den Kühlschrank stellen.

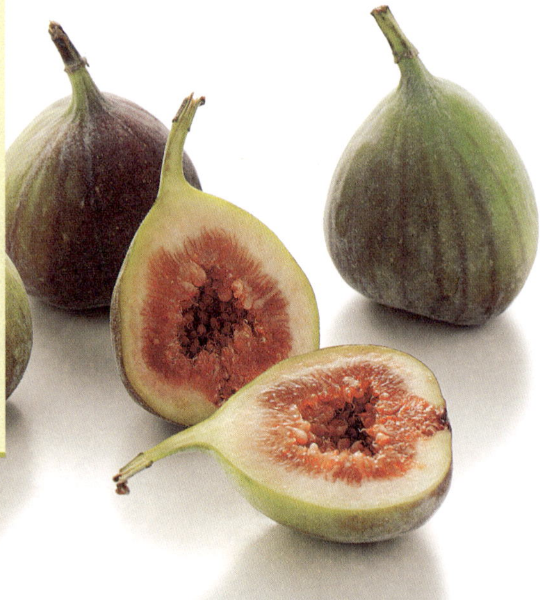

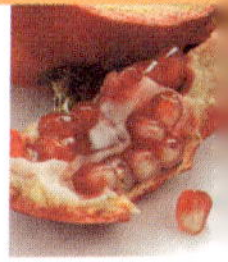

Granatapfel

Der Granatapfel zählt unter den Obstsorten zu einem der besten Lieferanten von Antioxidantien.

Der hohe Gehalt an Ellagsäure im Granatapfel beugt Krebs und Herzkrankheiten vor. Die enthaltenen Antioxidantien schützen vor Schäden durch freie Radikale, wie beispielsweise Hautkrankheiten, und reinigen die Arterien. Dabei wappnen sie die Haut auch vor zu starker Sonnenbestrahlung.

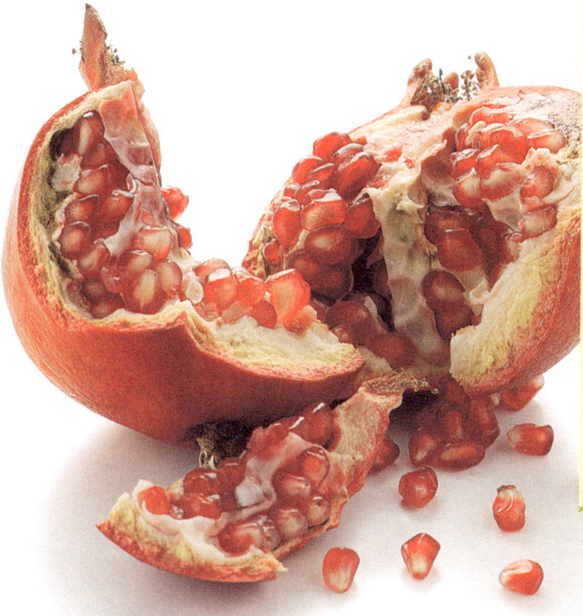

NÄHRSTOFFE

Vitamine B1, B3, C; Calcium, Phosphor; Ellagsäure

GRANATAPFEL-BOWLE

5 oder 6 Granatäpfel
250 g Zucker
500 ml Wasser
250 ml Orangensaft
60 ml frischer Zitronensaft
1 l Gingerale

Die Granatäpfel aushöhlen und die Kerne in einen Entsafter geben. In einem Krug den Zucker in dem Wasser bei kräftigem Umrühren auflösen. Zunächst die Granatapfel-, Orangen- und Zitronensäfte hinzufügen und zum Schluss das Gingerale. Im Kühlschrank abkühlen lassen und servieren.

022

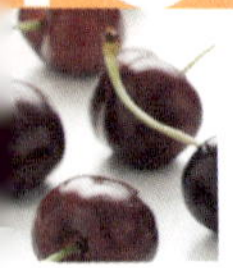

NÄHRSTOFFE

Vitamin C; Kalium; Anthocyane, Quercetin, Ellagsäure

Kirschen

Kirschen bieten eine Fülle von Antioxidantien, die den Alterungsprozess verlangsamen können.

Kirschen sind reich an Flavonoiden, darunter Anthocyanen, die die Abwehrkräfte des Körpers mobilisieren. Ein weiterer Bestandteil ist Quercetin, eine entzündungshemmende Substanz, die zur Linderung von Gelenkschmerzen beiträgt und vor Augenkrankheiten schützt. Zudem enthält die Kirsche phytochemische Ellagsäure, die das Krebsrisiko senkt, sowie antivirales und antibakterielles Vitamin C, das die Kollagenbildung und ein gesundes Aussehen von Haut und Haaren fördert.

EISBECHER MIT KIRSCHEN

6 EL Karamell-Sauce für Eiscreme
60 ml Grand Marnier
500 ml Vanille-Eiscreme
225 g Kirschen, entkernt
1 Handvoll zerstoßener Kekskrümel

Die Karamell-Sauce mit dem Grand Marnier in einer kleinen Schale glatt rühren. Die Eiscreme in 4 Dessertschalen verteilen. Mit den Kirschen garnieren, die Sauce und zum Schluss die Kekskrümel darauf verteilen und servieren.

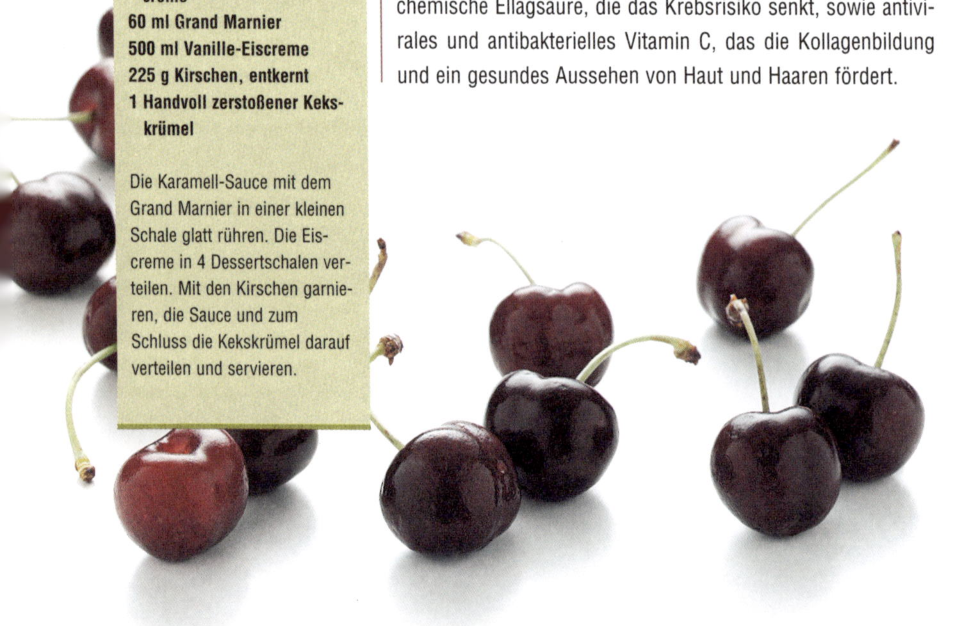

Rhabarber

Das Obst, das ein Gemüse ist – mit vielen Ballaststoffen, Vitamin C und Mineralien.

Der ballaststoffreiche Rhabarber wirkt als natürliches Abführmittel und fördert die Funktionen des Verdauungstrakts. Außerdem unterstützt er einen niedrigen Cholesterinspiegel und beugt Herzkrankheiten vor. Er liefert Vitamin C, das die Abwehrkräfte aktiviert, Falten verschwinden lässt und vorzeitiger Hautalterung entgegenwirkt. Sein Calcium ist gut für die Knochen, Kalium senkt den Blutdruck und schützt das Herz. Der Wasseranteil sorgt für einen ausgeglichenen Flüssigkeitshaushalt.

NÄHRSTOFFE
Vitamin C; Calcium, Kalium, Magnesium; Oxalsäure; Ballaststoffe

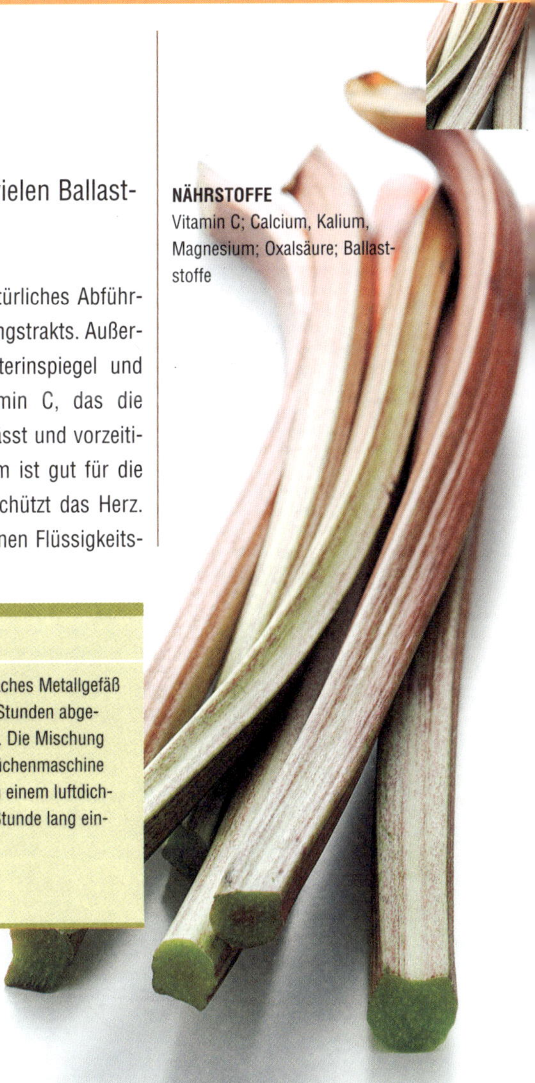

GEFRORENER RHABARBER-JOGHURT

300 g Rhabarber, geschmort
100 g fettarmer Naturjoghurt
3 EL Haushaltszucker
2 EL Orangensaft

Den geschmorten Rhabarber in einer Küchenmaschine fein pürieren. Joghurt, Zucker und Orangensaft dazugeben und vermischen. In ein flaches Metallgefäß füllen und 3–4 Stunden abgedeckt einfrieren. Die Mischung erneut in der Küchenmaschine fein pürieren. In einem luftdichten Behälter 1 Stunde lang einfrieren.

024

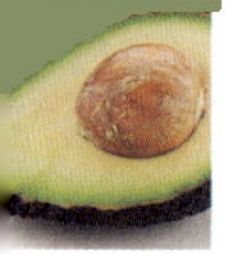

Avocado

NÄHRSTOFFE
B-Vitamine, Vitamine C, E, Carotinoide; Kalium, Zink; Beta-Sitosterol

AVOCADO-SPINAT-SALAT

2 reife Avocados, entkernt, geschält und gewürfelt
16 Kirschtomaten, halbiert
2 Handvoll junger Spinat, gewaschen und zerkleinert

Für das Dressing:
Saft von 2 Limetten
2 TL Honig
1 Prise Salz

Alle Zutaten für das Dressing miteinander verquirlen. Die Zutaten für den Salat in eine Schüssel füllen und mit dem Dressing anmachen. Vorsichtig vermischen und sofort servieren.

Die Avocado ist reich an Vitaminen und essenziellen Fettsäuren. Sie bekämpft freie Radikale und versorgt die Haut mit wichtigen Nährstoffen.

ANTIOXIDATIVE WIRKUNG

Der hohe Vitamin-C- und -E-Gehalt verleiht der Haut ein sanftes, geschmeidiges und gesundes Aussehen und fördert glänzendes Haar. Avocados sind reich an Omega-3-Fettsäuren, die Faltenbildung vorbeugen, die Leistungsfähigkeit des Gehirns verbessern und schmerzlindernd bei Arthritis wirken. Ebenfalls in großen Mengen vorhanden ist Ölsäure – ein wichtiger Vertreter der Omega-9-Fettsäuren –, die optimale Pflege für die Haut bietet und entzündungshemmende Eigenschaften aufweist. Spitzenwerte in Avocados erreicht auch das Antioxidans Lutein, das Studien zufolge Augenproblemen und Herz-Kreislauf-Erkrankungen vorbeugt.

GUT FÜRS HERZ

Avocados zeichnen sich durch ihr butterweiches Fruchtfleisch aus. Sie enthalten viele einfach ungesättigte Fettsäuren, die das „gute“ Cholesterin erhöhen und eine leichte Senkung der Triglycerid-Werte begünstigen, sowie Beta-Sitosterol, ein Phytonährstoff, der für niedrigere Werte des „schlechten“ Cholesterins sorgt. Avocados enthalten außerdem Ballaststoffe und Linolensäure, die vom Körper in Gamma-Linolensäure umgewandelt wird. Letztere Substanz ist hilfreich bei der Blutverdünnung. Die großen Mengen an Kalium sorgen für einen gesunden Blutdruck und einen ausgeglichenen Muskeltonus.

GESICHTSPACKUNG

Bei strapazierter Haut

1 reife Avocado
1 TL Honig
1 TL Zitronensaft
1 TL Naturjoghurt

Alle Zutaten zu einer Paste verkneten. 30 Minuten in den Kühlschrank stellen. Die Packung auf das Gesicht auftragen und 10 Minuten einwirken lassen. Anschließend mit kaltem Wasser abspülen.

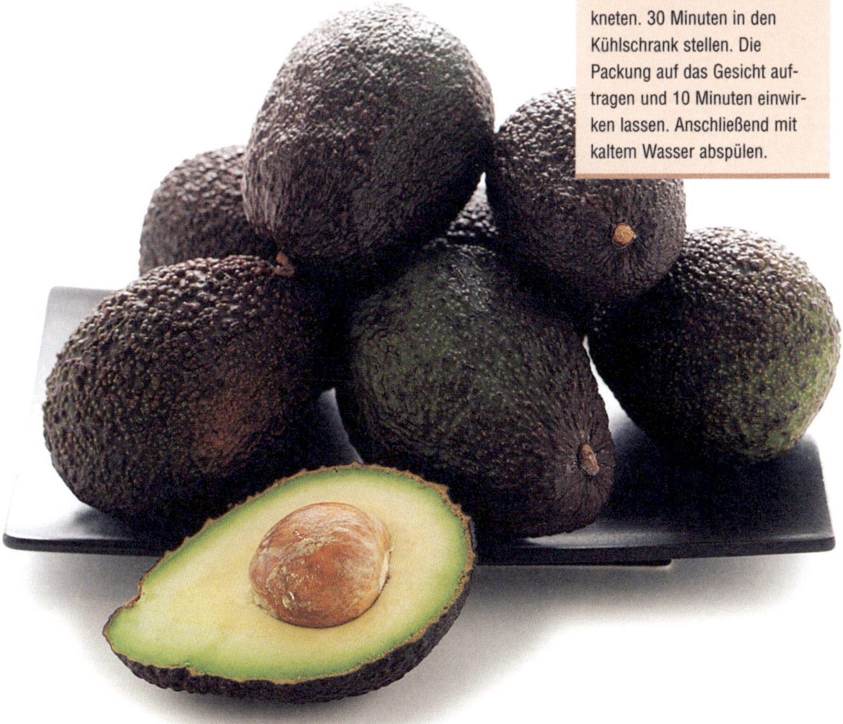

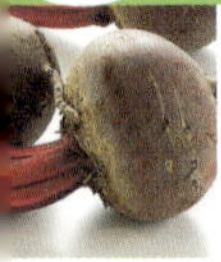

Rote Bete

NÄHRSTOFFE
Eisen, Kalium, Kieselerde, Mangan; Betacyan; Ballaststoffe

ROTE BETE MIT INGWER

4 Rote Beten (mit Rübstiel), geputzt und zerkleinert
2 TL Sesamsamen
1 EL Sojasauce
1 EL natives Olivenöl extra
1 EL geriebene Ingwerwurzel
100 g geriebene Karotte

Die Rote Beten 30–40 Minuten gar dämpfen. Anschließend die Rübstiele 3–4 Minuten weich dämpfen. Währenddessen die Sesamsamen in einer Pfanne ohne Fett goldbraun rösten. Sojasauce, Olivenöl und Ingwer verquirlen und anschließend gut mit den restlichen Zutaten vermischen. Warm oder als Salat servieren.

Es ist nicht nur der rote Farbstoff, durch den wir jünger aussehen und uns besser fühlen.

Betacyan verleiht der Roten Bete ihre tiefrote Farbe. Dabei wirkt das Gemüse blutreinigend und krebsvorbeugend. Untersuchungen zufolge stärkt Rote Bete die körpereigenen Abwehrkräfte in der Leber und fördert die Regeneration der Immunzellen. Auch der Cholesterinspiegel wird gesenkt. Zudem trägt die Kieselerde in der Roten Bete wesentlich zur Gesundheit von Haut, Haaren, Nägeln, Bändern, Sehnen und Knochen bei.

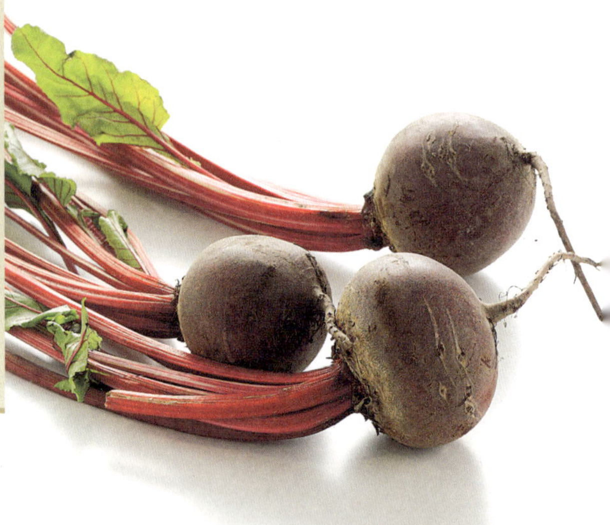

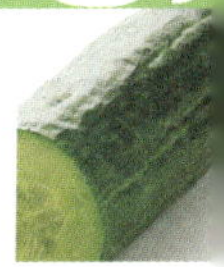

Salatgurke

Das wasserreiche Salatgemüse ist für seine heilsame Wirkung auf die Haut bekannt.

Bei äußerlicher Anwendung fördert die Salatgurke dank ihrer hydrierenden und entzündungshemmenden Wirkung ein jugendliches Aussehen. Der Wasser- und Mineraliengehalt macht das Gemüse zu einem harntreibenden Mittel. Salatgurken sind reich an Kieselerde, einem Mineral, das die Gesundheit von Haut, Knochen und Bindegewebe begünstigt und dem eine entscheidende Bedeutung beim Schutz vor Herz-Keislauf-Erkrankungen und Osteoporose zukommt.

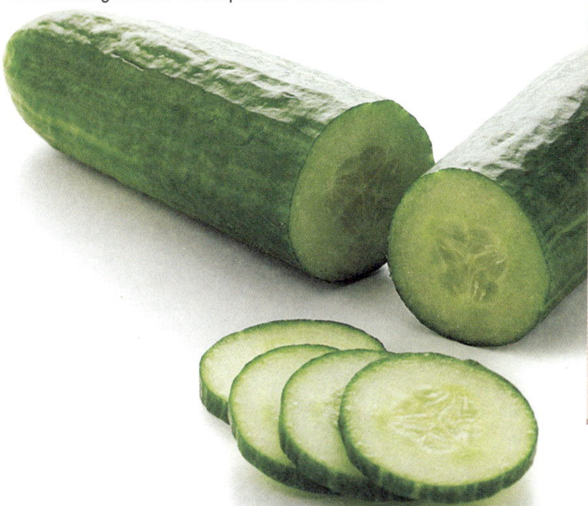

NÄHRSTOFFE

Vitamine A, C; Kalium, Kieselerde, Magnesium, Mangan; Ballaststoffe

REINIGUNGSLOTION

Zur Belebung der Haut

½ kleine Salatgurke
5 Minzblätter
60 ml Milch
2 Tropfen Grapefruitsamen-Extrakt

Die Gurke schälen und klein schneiden. Die Minzblätter fein hacken. Alles mit der Milch in einer Küchenmaschine fein pürieren. Die Mischung in einen Kochtopf geben und aufkochen. Bei reduzierter Hitze 2 Minuten köcheln und anschließend abkühlen lassen. In eine saubere Flasche füllen und den Grapefruitsamen-Extrakt dazugeben. Kühl aufbewahren und innerhalb von einer Woche aufbrauchen.

027

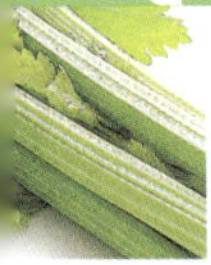

Stangensellerie

NÄHRSTOFFE
Betacarotin, Folsäure; Kalium

Der kalorienarme Stangensellerie unterstützt beim Abnehmen und lässt uns jung aussehen.

Beim Kauen und Verdauen von Stangensellerie verbrennen wir mehr Kalorien, als das Gemüse tatsächlich enthält. Daher ist Sellerie bei einer Diät beliebt. Aufgrund des hohen Wassergehalts wirkt Sellerie harntreibend und schafft Abhilfe bei geschwollenen Händen, Knöcheln und Füßen. Er ist überaus förderlich für die körpereigenen Entgiftungsprozesse, darunter die Reinigung der Leber, was sich in einem schönen Hautbild bemerkbar macht.

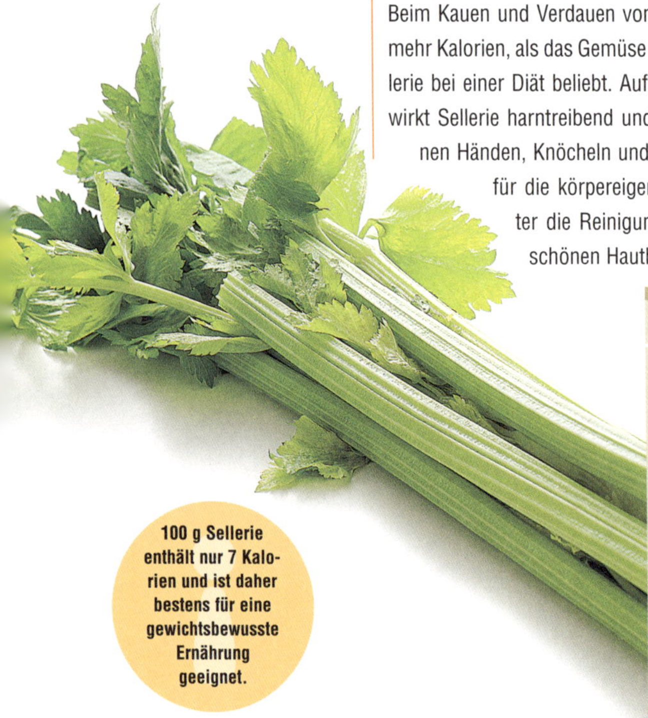

100 g Sellerie enthält nur 7 Kalorien und ist daher bestens für eine gewichtsbewusste Ernährung geeignet.

SELLERIE-RAGOUT

20 g Butter
1 Stange Sellerie, in Ringen
400 g Karotten, in Scheiben
1 rote Zwiebel, in Ringen

Die Butter in einem Topf schmelzen. Das gewaschene Gemüse in der Butter schwenken und nach Belieben würzen. Abdecken und auf sehr kleiner Flamme 30–40 Minuten köcheln lassen; häufig schütteln, um ein Anbrennen zu vermeiden. Zu gegrilltem Fisch servieren.

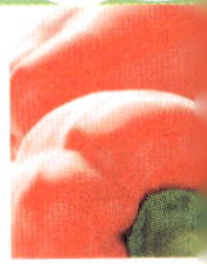

Paprika

Die Paprika ist eine ausgezeichnete Quelle an Vitamin C und anderen Anti-Aging-Antioxidantien.

NÄHRSTOFFE
Vitamin C, Betacarotin, Lycopin; Ballaststoffe

Paprika stecken voller Vitamin C, das jedem Aspekt des Alterungsprozesses entgegenwirkt. Dazu zählen Symptome wie Verschlechterungen des Hautbildes und Arterienschäden. Vitamin C soll krebserregende freie Radikale zerstören und Schutz vor Gedächtnisverlust und Augenproblemen bieten. Es ist auch ein immunsystemstärkendes Mittel. Rote Paprika sind reich an Lycopin, einem Nährstoff, der Krebs vorbeugt.

GERÖSTETE PAPRIKA MIT BASILIKUM-DIP

1 große rote Paprika
100 ml Milch
½ TL Paprikapulver
½ TL Salz
2 TL natives Olivenöl extra
2 TL Apfelessig
1 EL Basilikum, fein gehackt

Den Ofen auf 200 °C vorheizen. Die Paprika auf einem Backblech auf der mittleren Schiene des Ofens 20–30 Minuten lang oder bis sich die Haut schwarz färbt, backen. Aus dem Ofen nehmen und abkühlen lassen. Haut, Kerne und Zwischenwände entfernen und den Saft auffangen. Paprika, den Saft und alle restlichen Zutaten in einer Küchenmaschine cremig pürieren. Kalt als Dip oder warm als Sauce servieren.

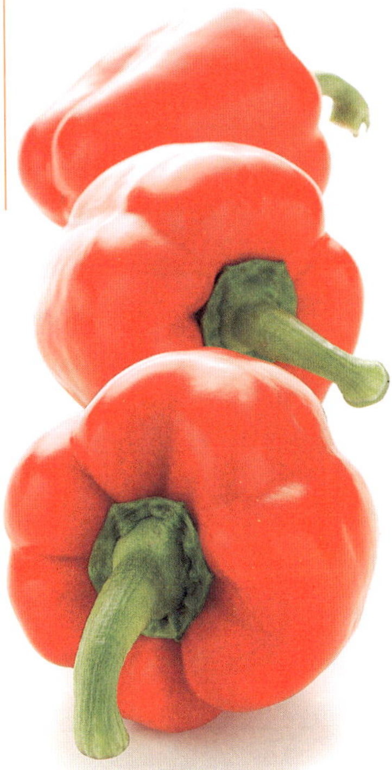

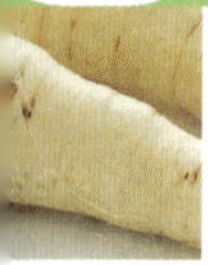

Pastinake

NÄHRSTOFFE
B-Vitamine, Vitamin E, Folsäure; Kalium, Kieselerde; Ballaststoffe

Die Pastinake ist reich an Nährstoffen, die verjüngende und verschönernde Effekte versprechen.

Sie ist eine wertvolle Quelle an Kalium, B-Vitaminen und Vitamin E sowie Spurenelementen wie Kieselerde, und Ballaststoffen. Kalium senkt hohen Blutdruck, während Folsäure das Krebsrisiko mindert. Vitamin E wird aufgrund seiner herzschützenden Eigenschaften und seiner Fähigkeit, Hautschäden durch Sonneneinwirkung einzudämmen, als „Jungbrunnen" bezeichnet. Die enthaltene Kieselerde festigt Haut und Bindegewebe.

PASTINAKEN-CURRY

½ weiße Zwiebel, fein gehackt
1 EL natives Olivenöl extra
½ TL Kreuzkümmelsamen, zerdrückt
1 TL Chilipulver
125 ml Wasser
450 g Pastinaken, geschält und in Scheiben
60 g grüne Paprika, in Streifen
80 g Erdnüsse, fein gehackt

Die Zwiebel mit den Gewürzen im Öl 5–8 Minuten andünsten. Das Wasser und die Pastinaken dazugeben, zum Kochen bringen, abdecken und auf kleiner Flamme 20–30 Minuten köcheln lassen, bis die Pastinaken weich, aber noch bissfest sind. Mit Paprika und Erdnüssen garniert servieren.

Pastinaken kühl aufbewahren, um die Nährstoffe zu bewahren.

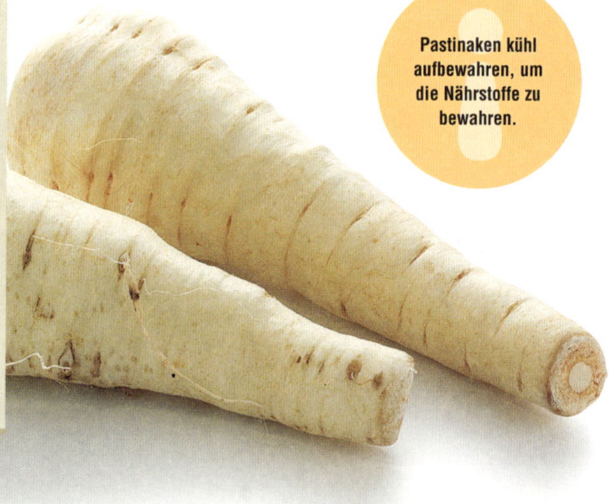

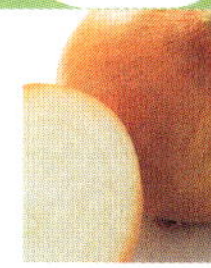

Zwiebel

Der Vetter des Knoblauchs strotzt vor kraftvollen Antioxidantien und soll sogar Cellulitis bekämpfen.

Zwiebeln regulieren den Blutdruck und verhindern die Verklumpung der Blutkörperchen. Sie sind reich an Quercetin, das das Krebsrisiko mindert und entzündungshemmend wirkt. Zwiebeln sind ausgezeichnete Lieferanten von Selen, das die Abwehrkräfte mobilisiert, die Leber reinigt sowie Falten und Sonnenschäden mildert. Sie sind zudem ein wichtiger Träger von Schwefel, einem Bestandteil von Haut, Nägeln und Haaren.

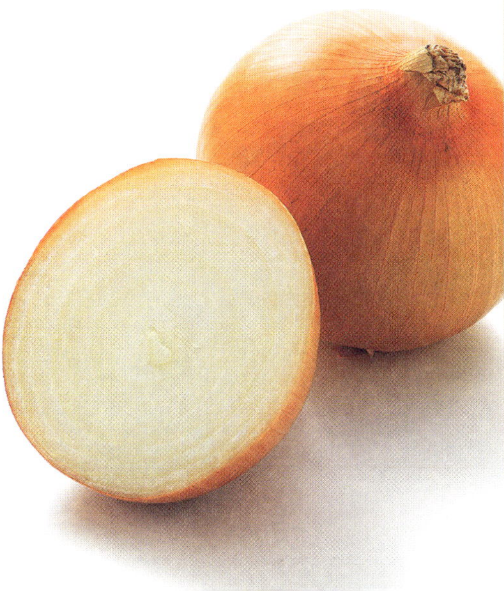

NÄHRSTOFFE

B-Vitamine; Schwefel, Selen; Quercetin

ZWIEBELSUPPE

4 EL natives Olivenöl extra
750 g Zwiebeln, in Ringen
2 Knoblauchzehen, zerdrückt
2 EL Apfelsaft
½ l Rinderfond
300 ml trockener Weißwein
Salz und Pfeffer

Das Öl in einem großen Suppentopf erhitzen. Zwiebeln, Knoblauch und Apfelsaft hineingeben und 5–6 Minuten unter ständigem Wenden scharf anbraten. Bei schwacher Hitze weitere 20 Minuten dünsten. Die Mischung mit Fond und Wein aufgießen und mit Salz und Pfeffer abschmecken. Auf kleinerer Flamme bei offenem Topf 1 Stunde köcheln lassen. In eine Schale füllen und servieren.

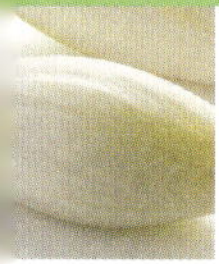

Endivie

NÄHRSTOFFE
Vitamin C, Betacarotin; Calcium, Magnesium; Ballaststoffe

Die schmackhafte Endivie punktet mit ihrem Wassergehalt, der für eine jugendliche Haut sorgt.

Die Endivie steckt voller Ballaststoffe und fördert das Verdauungssystem, da sie Giftstoffe – wie Schwermetalle – aus dem Körper schwemmt. Sie besteht zu 94 Prozent aus Wasser und sorgt somit für einen ausgeglichenen Feuchtigkeitshaushalt und eine verbesserte Durchblutung, die allen Organen zugutekommt, darunter Haut und Herz. Die Endivie wirkt zudem harntreibend und ist sehr kalorienarm – ideal für eine Diät.

ENDIVIEN MIT ROQUEFORT-SAUCE

4 Endivien
100 g Roquefort-Käse
200 ml Sahne
1 frischer Thymianzweig

Die Endivien der Länge nach teilen und auf einen Servierteller mit der offenen Seite nach oben legen. Den Roquefort in einen Topf geben, die Sahne hinzufügen und bei schwacher Hitze so lange rühren, bis der Käse flüssig ist. Die Sauce über die Endivien geben, Thymian darüberstreuen und servieren.

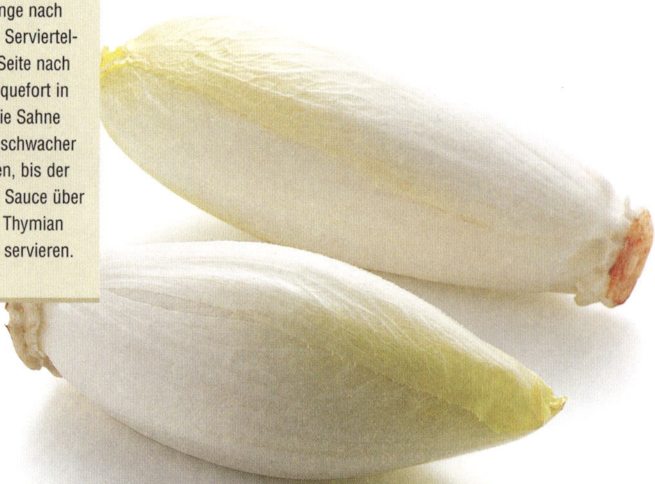

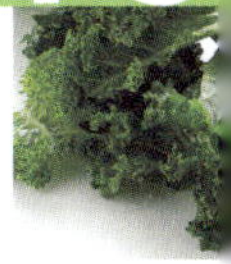

Grünkohl

Grünkohl ist eine der nährstoffreichsten Gemüsesorten und enthält viele Anti-Aging-Antioxidantien.

Grünkohl liefert einen beeindruckenden Mix aus Vitaminen, Carotinoiden und Spurenelementen, die dem Altern vorbeugen und die Schönheit beleben. Der Anteil an den Vitaminen B6 und B12 steigert das Leistungsvermögen des Gehirns und schützt vor Gedächtnisverlust. Ebenso in hoher Konzentration vorhanden sind Betacarotin und Lutein, ein Carotinoid, das Augenerkrankungen vorbeugt. Calcium ist gut für die Knochen, Kieselerde für Haut, Haare, Zähne und Nägel.

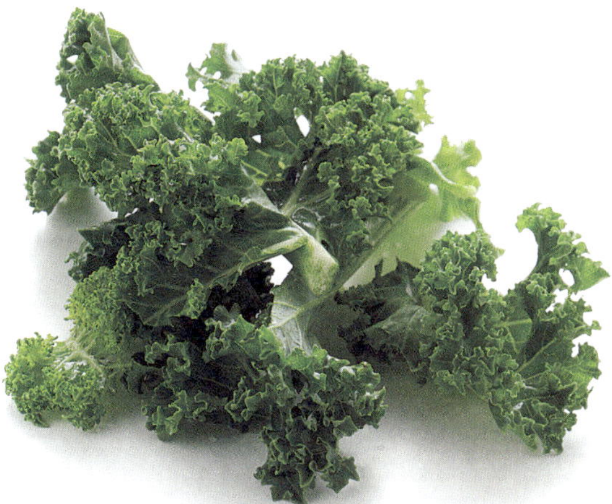

NÄHRSTOFFE

B-Vitamine, Vitamine C, E, Betacarotin, Folsäure, Lutein; Calcium, Eisen, Kieselerde

GRÜNKOHL MIT KNOBLAUCH UND PAPRIKA

450 ml Wasser
450 g Grünkohl, fein gehackt
2 EL natives Olivenöl extra
½ kleine Zwiebel
2 Knoblauchzehen, zerdrückt
½ TL Meersalz
½ TL frisch gemahlener schwarzer Pfeffer
¼ TL gemahlene rote Pfefferkörner

Das Wasser zum Kochen bringen. Den Grünkohl hineingeben und 2 Minuten kochen. Das Wasser abgießen und den Grünkohl abtropfen lassen. Zwiebeln und Knoblauch in dem Öl 4–5 Minuten andünsten. Grünkohl, Salz, schwarzen und roten Pfeffer hinzufügen und 3–4 Minuten köcheln lassen. Sofort servieren.

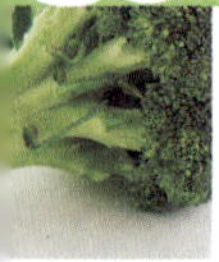

Brokkoli

Brokkoli ist reich an den Anti-Aging-Stoffen Betacarotin und Vitamin C.

Aufgrund des hohen Carotinoid-Gehalts, insbesondere Betacarotin, werden dem Brokkoli krebsvorbeugende Eigenschaften zugeschrieben. Der Verzehr soll auch das Risiko für Herz- und Augenerkrankungen vermindern. Da Brokkoli zu einer erhöhten Konzentration von Vitamin A im Körper führt, schafft er bei zahlreichen Hautproblemen Abhilfe. Er enthält zudem viel Vitamin C zur Stärkung der Abwehrkräfte, Calcium, das Osteoporose abwehrt, sowie verdauungsfördernde Ballaststoffe.

NÄHRSTOFFE

B-Vitamine, Vitamin C, Betacarotin; Calcium, Eisen, Zink

BROKKOLI AUF CHINESISCHE ART

600 g frischer Brokkoli
2 EL Sonnenblumenöl
100 g Wasserkastanien, in Scheiben (aus der Dose)
1 kleines Stück Ingwer, geschält und gerieben
1 Prise abgeriebene Zitronenschale
1 TL Sojasauce
125 ml Wasser
½ Würfel Hühnerfond

Den Brokkoli in Röschen teilen. Öl in einem Topf erhitzen. Wasserkastanien, Ingwer und Zitronenschale hinzufügen und kurz anbraten. Die restlichen Zutaten dazugeben. Das Gemüse zum Kochen bringen, abdecken und 5 Minuten köcheln lassen. Sofort servieren.

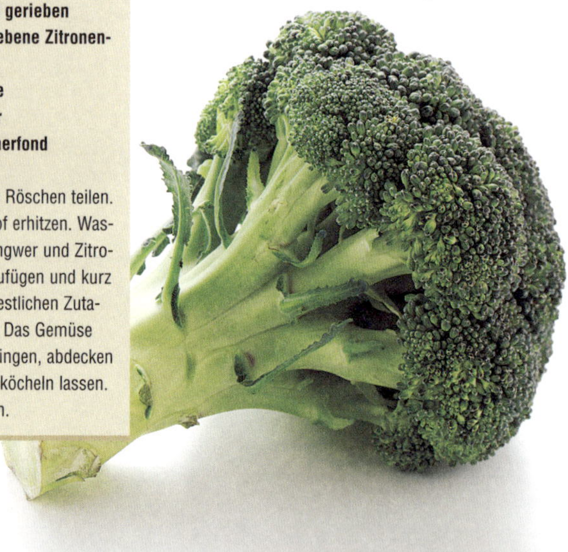

034

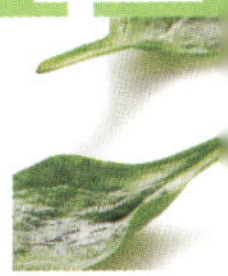

Spinat

Eisen, Calcium und Magnesium im Spinat sorgen nicht nur für ein jugendliches Aussehen, sondern auch für gute Fitness.

Spinat ist ein guter Eisenlieferant unter den Gemüsesorten und eignet sich ausgezeichnet für die Sauerstoffanreicherung des Blutes. Eisen ist äußerst wirkungsvoll im Kampf gegen vorzeitigen Haarausfall. Spinat ist reich an Calcium und Magnesium, die im Zusammenspiel Osteoporose abwehren. Magnesium erweitert die Blutgefäße und hält die Muskeln geschmeidig. Vitamin C im Spinat sorgt für eine gesunde Haut, während die Liponsäure das Gedächtnis verbessert.

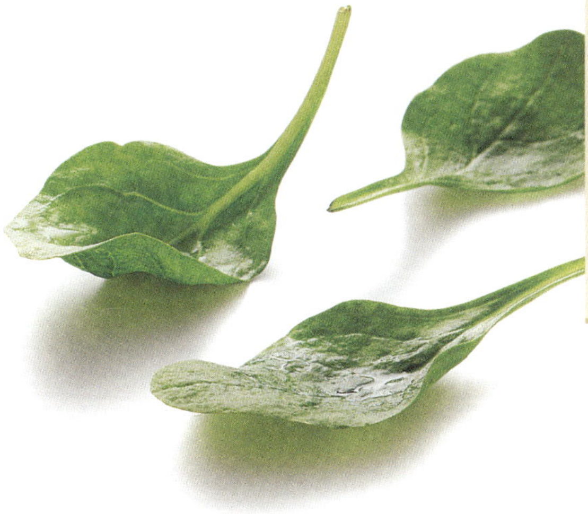

NÄHRSTOFFE

B-Vitamine, Vitamin C, Carotinoide; Calcium, Magnesium, Zink; Liponsäure; Ballaststoffe

SPINAT-SALAT MIT KNUSPRIGEM SPECK

450 g Speck, in Scheiben
4 Eier, hart gekocht und gepellt
2 Handvoll Pekannüsse, fein gehackt
450 g frischer Spinat, gewaschen

Den Speck knusprig braten und anschließend in mundgerechte Stücke schneiden. Die Eier in Scheiben schneiden und mit Speck, Pekannüssen und Spinat in einer Schüssel vermischen. Mit dem Salatdressing anmachen und servieren.

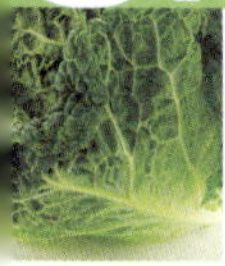

Kohl

NÄHRSTOFFE
Vitamine B3, C, Folsäure; Calcium, Kalium, Schwefel

Kohl enthält eine Reihe von schwefelhaltigen Substanzen und weitere Anti-Aging-Nährstoffe.

Der im Kohl enthaltene Schwefel schützt die Leber und weist krebsvorbeugende Eigenschaften auf. Der auch als „Schönheitsmineral" bekannte Schwefel ist ein Bestandteil des Keratins, das unabdingbar für starke Nägel und glänzendes Haar ist, und des Kollagens, das für ein jugendliches Hautbild sorgt. Zu den weiteren Inhaltsstoffen zählen Vitamin B3, Vitamin C, Folsäure, Calcium und Kalium.

GEBRATENER KOHL MIT FENCHELSAMEN

1 grüner Kohl
2 TL Balsamico-Essig
1 TL Fenchelsamen
1 Prise Cayennepfeffer
Salz und Pfeffer

Den Kohl in dünne Streifen schneiden. Den Balsamico-Essig in einen Wok gießen und erhitzen. Kohl, Fenchelsamen, Cayennepfeffer, Salz und Pfeffer dazugeben. So lange kochen, bis der Kohl weich ist und eine bräunliche Farbe annimmt.

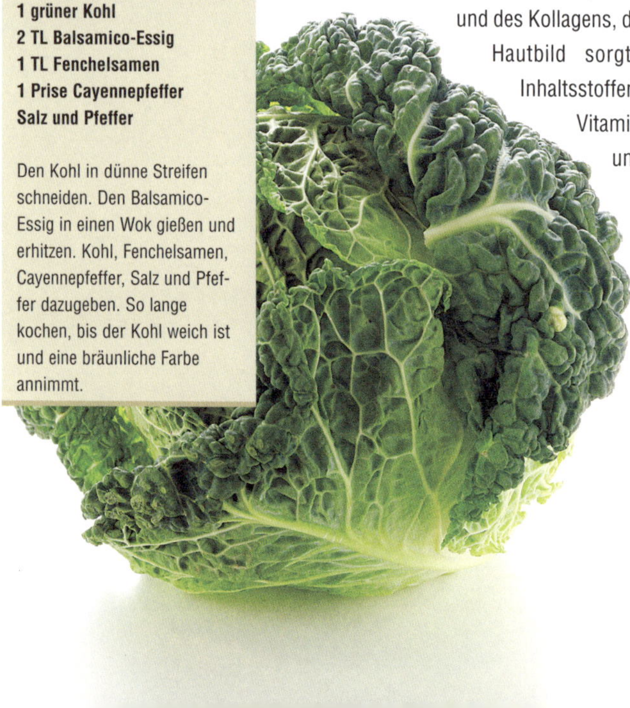

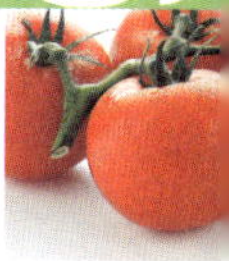

Tomate

Die Tomate gilt aufgrund der großen Mengen an Carotinoiden als „Wunderwaffe“ gegen Krebs.

Lycopin neutralisiert freie Radikale, bevor sie Schäden verursachen können, und hilft daher bei sämtlichen Alterserscheinungen, von Falten bis hin zu Herzanfällen. Studien belegen, dass Lycopin möglicherweise zweimal so wirkungsvoll den Krebs abwehrt wie Betacarotin. Tomaten sind reich an Vitamin C, das das Bindegewebe festigt und die Abwehrkräfte aktiviert. Ebenfalls in kleinen Mengen enthalten ist Eisen, das am besten in Verbindung mit Vitamin C vom Körper aufgenommen wird und Anämie und Müdigkeit bekämpft.

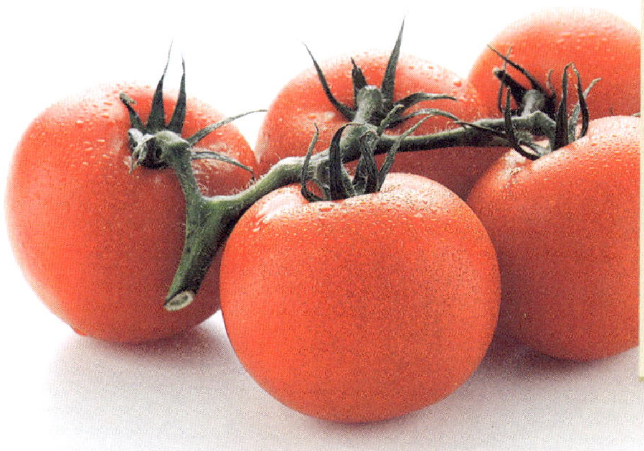

NÄHRSTOFFE

Vitamine B3, C, E, Betacarotin, Lycopin; Eisen, Kalium

GARTEN-COCKTAIL

4 Strauchtomaten
4 kleine Salatgurken
8 Stangen Sellerie, mit Blättern
scharfe Chilisauce
Selleriesalz (nach Belieben)
Eiswürfel

Tomaten würfeln und Gurken in Scheiben schneiden. Die Blattstiele des Selleries entfernen und vier davon zum Garnieren aufbewahren. Tomaten, Gurken und Sellerie in einen Entsafter geben und entsaften. 4 große Gläser kopfüber in das Selleriesalz tauchen und den Saft einfüllen. Mit der Sauce abschmecken und einige Eiswürfel dazugeben. Umrühren, mit den Blattstielen garnieren und sofort servieren.

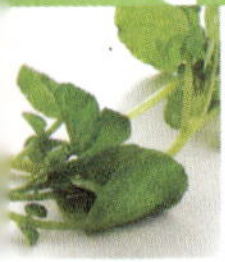

Brunnenkresse

NÄHRSTOFFE

Vitamine B3, B6, C, Carotinoide; Calcium, Eisen, Magnesium; Ballaststoffe

Brunnenkresse bietet einen hochwirksamen Schutz, stärkt die Abwehrkräfte und hält jung.

Durch den hohen Vitamin-C-Gehalt unterstützt Brunnenkresse die Regeneration der Hautzellen, die Gesunderhaltung der Leber und die Stärkung des Immunsystems. Das ebenfalls enthaltene Phenethyl-Isothiocyanat begünstigt die Entgiftung der Leber und soll Krebszellen neutralisieren. Das Jod in der Brunnenkresse ist für die Schilddrüsenfunktion unerlässlich, während Vitamin B6 vor Gedächtnisverlust schützt. Brunnenkresse regt den Gallenfluss an und fördert dadurch die Fettverdauung.

BRUNNENKRESSE-ENDIVIEN-ORANGEN-SALAT

4 Endivien
Saft von 1 Zitrone
200 g Brunnenkresse, ohne Stängel
4 Orangen, geschält
2 Karotten, gerieben
150 ml Apfelsaft

Die Endivien in Scheiben schneiden, in eine Salatschüssel geben und mit dem Zitronensaft beträufeln. Die Brunnenkresse grob hacken und die Orangen vierteln. Alle Zutaten in eine Schüssel geben, abschmecken und gut vermischen. Sofort servieren.

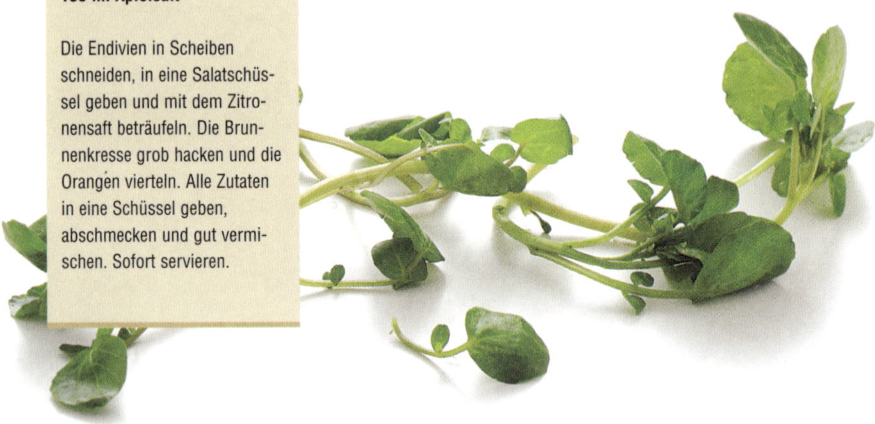

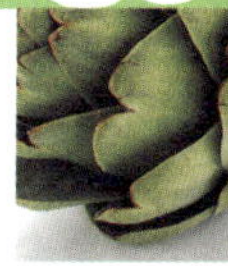

Artischocke

Die Artischocke eignet sich hervorragend zur Verdauungsförderung und Körperentgiftung.

Artischocken sind Träger von Cynarin, das den Gallenfluss und die Leberfunktion verbessert. Dadurch werden eine gute Verdauung und der Abbau sämtlicher Fettarten gewährleistet. Die Artischocke kann bei Leber- und Gallenblasenerkrankungen sowie Reizdarmsyndrom und Übelkeit eingesetzt werden. Sie wirkt harntreibend und ist förderlich bei Wassereinlagerungen und hohem Blutdruck. Die das Anti-Aging unterstützenden Flavonoide halten die Arterien gesund.

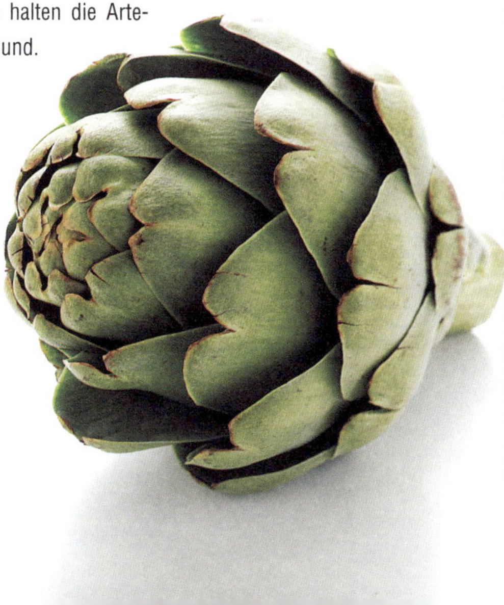

NÄHRSTOFFE

Vitamine B3, B5, C, Biotin, Folsäure; Cynarin; Eisen, Kalium, Zink

HEISSER ARTISCHOCKEN-DIP MIT PITABROT

8 Pitabrote
225 g Frischkäse
350 g Mozzarella
200 g Mayonnaise
150 g geriebener Parmesan
1 Zwiebel, fein gehackt
2 Knoblauchzehen, zerdrückt
375 g marinierte Artischockenherzen

Den Ofen auf 180 °C vorheizen. Die Pitabrote in kleine Dreiecke schneiden und im Ofen backen. Die anderen Zutaten in einer Küchenmaschine mixen. Die Mischung in eine Backform füllen und 30 Minuten im Ofen backen. Zusammen mit dem Pitabrot warm servieren.

039

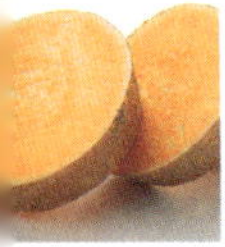

Süßkartoffel

Die Vitamine C und E machen die Süßkartoffel zu einem hervorragenden Anti-Aging-Nahrungsmittel.

Reich an Antioxidantien zählen Süßkartoffeln zu den wenigen Nahrungsmitteln, die sowohl Vitamin C als auch E enthalten. In Kombination wehren sie Falten und altersbedingte Beeinträchtigungen der Augen und der Gedächtnisleistung ab. Die orangefarbenen Süßkartoffeln sind großartige Lieferanten von Betacarotin, das die Gesunderhaltung von Haut, Augen und Lungen begünstigt und in Verbindung mit Vitamin C das Immunsystem stärkt. Vitamin B6 fördert die Gedächtnisleistung und das Herz.

NÄHRSTOFFE

Vitamine B6, C, E, Betacarotin; Eisen, Kalium; Ballaststoffe

SÜSSKARTOFFEL-ECKEN MIT KRÄUTERN

6 mittelgroße Süßkartoffeln
1 Handvoll frische Oregano- und Thymianzweige
Olivenöl
frisch gemahlener schwarzer Pfeffer

Den Ofen auf 180 °C vorheizen. Die Kartoffeln waschen und mittig der Länge nach in grobe Spalten schneiden. Auf das Backblech legen. Die Kräuter hacken und mit dem Olivenöl und dem schwarzen Pfeffer zu den Süßkartoffeln geben. Gut vermischen. Circa 30 Minuten backen.

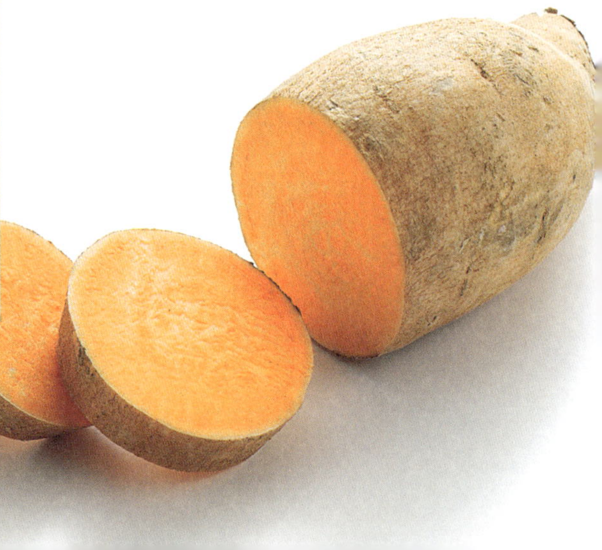

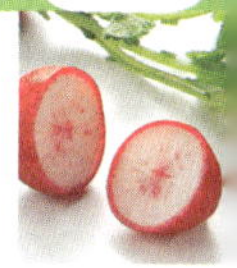

Radieschen

Sie gehören zur Familie der Kreuzblütengewächse und wirken vorzeitigem Altern entgegen.

Radieschen sind reich an Schwefel, der unverzichtbar für ein jugendliches Aussehen von Haut, Haaren und Nägeln ist und krebsvorbeugende Eigenschaften besitzt. Sie unterstützen den körpereigenen Abbau von Giftstoffen und sind wirkungsvoll bei Gallenblasen- und Lebererkrankungen, die den vorzeitigen Alterungsprozess in Gang setzen können. Kalium ist hilfreich bei der Gesunderhaltung des Herzens; Calcium beugt Osteoporose vor, Vitamin C bekämpft Augenprobleme und Selen stärkt das Immunsystem.

NÄHRSTOFFE

Vitamin C, Folsäure; Calcium, Kalium, Schwefel, Selen

RADIESCHEN-KRAUTSALAT

200 g Radieschen, grob gerieben
300 g Weißkraut, in feinen Streifen
1 Karotte, grob gerieben
1 kleine rote Zwiebel
2 EL frischer Zitronensaft
½ TL Zucker
2 EL natives Olivenöl extra
1 Handvoll frischer Koriander
Salz und Pfeffer, zum Abschmecken

Alle Zutaten in eine Schüssel füllen und gut vermischen. Im Kühlschrank aufbewahren und innerhalb von 2 Tagen aufbrauchen.

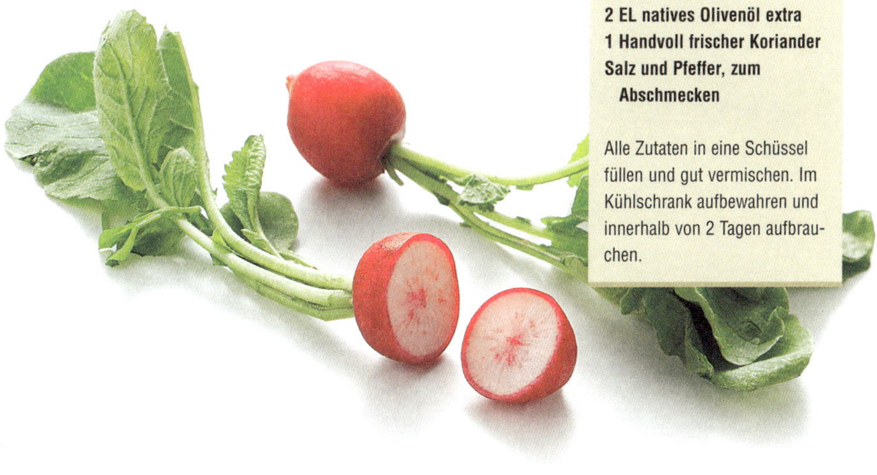

041

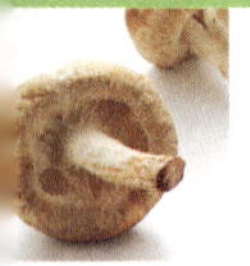

Pilze

NÄHRSTOFFE
Vitamine B12, E; Kalium, Phosphor, Selen; Protein

GLASIERTE SHIITAKE-PILZE

450 g Shiitake-Pilze
1 TL Rapsöl
80 ml Hühnerfond
1 TL Speisestärke
2 TL Sojasauce
1 EL trockener Sherry

Die Pilze putzen, die Stiele entfernen und in Scheiben schneiden. Das Öl erhitzen, die Pilze sowie 2 Esslöffel Fond dazugeben. Unter häufigem Rühren 5–6 Minuten dünsten. In einer kleinen Schüssel die Speisestärke in dem übrig gebliebenen Fond auflösen. Sojasauce und Sherry einrühren und in den Topf gießen. Köcheln lassen, bis die Pilze glasiert sind.

Pilze liefern mehr Proteine, Vitamin E und Selen als die meisten anderen Gemüsesorten.

Pilze zeichnen sich durch ihren hohen Vitamin-E- und Selengehalt aus, wodurch sie zur Pflege von Haut und Haaren sowie zum Schutz vor Herzkrankheiten beitragen. Sie enthalten zudem Kalium, dem eine zentrale Bedeutung für ein gesundes Herz zukommt, und Vitamin B12, das Arthritis vorbeugt. Der Shiitake-Pilz ist ein wahres Abwehrwunder, während der Reishi-Pilz hohen Blutdruck und Asthma bekämpft. Der Maitake-Pilz wirkt blutdrucksenkend und hilft bei Lebererkrankungen.

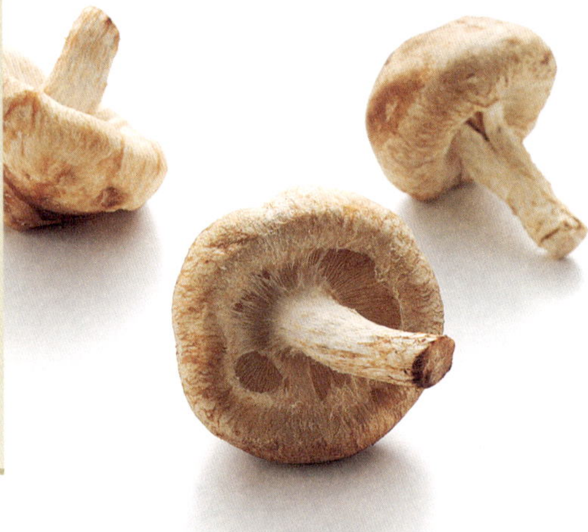

042

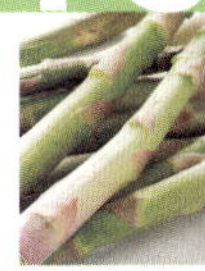

Spargel

Der als Aphrodisiakum bekannte Spargel hält dank Vitamin E Haut und Herz jung.

Spargel ist ein ausgezeichneter Lieferant von Folsäure, die Beschädigungen der Arterien verhindern soll. Folsäure weist überdies nachweislich krebsvorbeugende Eigenschaften auf. Spargel enthält zudem Asparagin, das im Zusammenspiel mit dem hohen Kalium- und niedrigen Natriumgehalt großartige harntreibende und reinigende Wirkungen erzielt. Die großen Mengen an Vitamin E bekämpfen Falten, schützen das Herz und sorgen für eine gute Gehirnaktivität.

NÄHRSTOFFE
Vitamine B3, C, Betacarotin, Folsäure; Kalium, Zink; Asparagin; Flavonoide; Ballaststoffe

GEBRATENER SPARGEL MIT BALSAMICO

500 g große Spargelstangen, geschält
2 EL natives Olivenöl extra
Meersalz und frisch gemahlener Pfeffer
2 TL Balsamico-Essig
1 Prise fein abgeriebene Zitronenschale (zum Garnieren)

Den Ofen auf 200 °C vorheizen. Den Spargel mit Öl bedecken und mit Salz und Pfeffer würzen. Auf einem Backblech auf Alufolie 20–25 Minuten im Ofen garen und dabei mehrmals wenden. Mit dem Balsamico-Essig beträufeln. Mit der Zitronenschale garnieren.

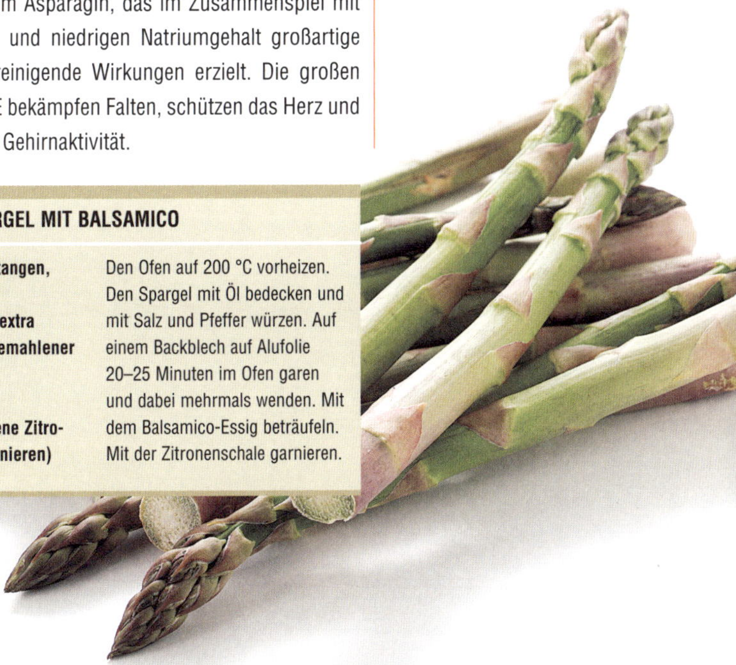

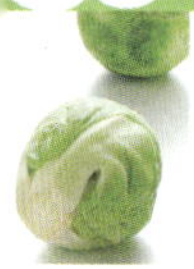

Rosenkohl

NÄHRSTOFFE
B-Vitamine, Vitamin C, Folsäure; Phytonährstoffe; Ballaststoffe

Rosenkohl steckt voller Pflanzenstoffe, die hilfreiche Dienste im Kampf gegen das Altern leisten.

Rosenkohl ist vollgepackt mit Phytonährstoffen, wie Sulforaphan, die die Freisetzung von entgiftenden und krebsvorbeugenden Enzymen veranlassen. Das Gemüse ist reich an Ballaststoffen, wodurch Verdauungsbeschwerden gemildert werden. Rosenkohl besitzt viel Vitamin C, das das Immunsystem aufbaut und uns durch seinen Schutz vor Augenkrankheiten und Beeinträchtigungen der Gedächtnisleistung länger jung hält. Folsäure bekämpft Herzkrankheiten.

ROSENKOHL MIT SPECK

450 g Rosenkohl, küchenfertig
115 g Rückenspeck, gewürfelt
100 g geröstete und gesalzene Pistazien, geschält
60 ml Balsamico-Essig

Den Rosenkohl 5–10 Minuten dämpfen, bis er fast weich ist. In einer Pfanne den Speck knusprig braten. Anschließend den Rosenkohl 1–2 Minuten in der Pfanne dünsten. Pistazien und Essig dazugeben. Weitere 1–2 Minuten auf dem Herd lassen, bis der Essig eingekocht und Rosenkohl und Nüsse glasiert sind. Speck und Gewürze hinzufügen, gut vermischen und servieren.

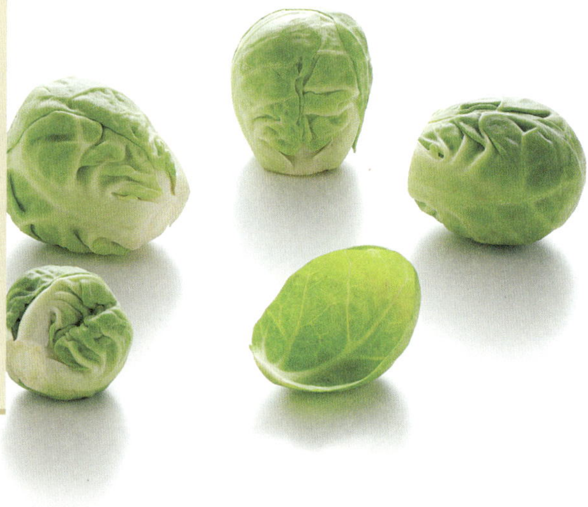

044

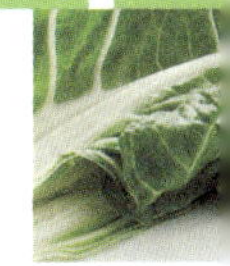

Mangold

Mangold ist aufgrund seines Eisenreichtums ideal für eine Anti-Aging-Diät geeignet.

Das Eisen im Mangold unterstützt den Körper bei der Produktion roter Blutkörperchen, die für den Sauerstofftransport zuständig sind. Vitamin C verbessert die Eisenaufnahme des Körpers, schwemmt giftige Schwermetalle aus dem Körper und vermindert Haarausfall. B-Vitamine sowie Magnesium, Kalium und Calcium bieten Schutz für das Herz, während Carotinoide Zellschädigungen durch freie Radikale abwehren.

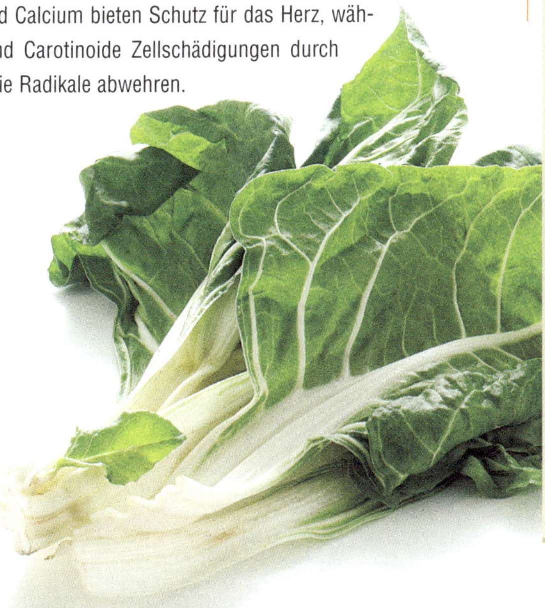

NÄHRSTOFFE

B-Vitamine, Vitamin C, Carotinoide; Calcium, Eisen, Kalium, Magnesium, Selen

RAHM-MANGOLD

1 EL Olivenöl
1 mittelgroße Zwiebel, in Ringen
450 g Mangold
1 TL Mehl
250 ml entrahmte Kondensmilch
2 TL geriebener Parmesan
1 Prise geriebene Muskatnuss

Das Öl erhitzen. Die Zwiebel darin 5–6 Minuten andünsten. Den Mangold in Streifen schneiden und hinzufügen. Abdecken und weitere 3–4 Minuten dünsten. Das Mehl darüberstreuen und die Milch dazugießen, bis die Sauce eindickt. Parmesan und Muskatnuss dazugeben. Gut vermischen und servieren.

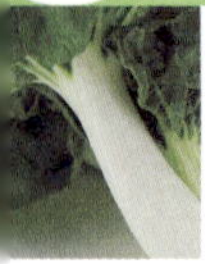

Pak Choi

NÄHRSTOFFE
Vitamine A, C; Calcium

Ganz frischer Pak Choi hat feste weiße Stiele und dunkelgrüne Blätter.

Der aus der chinesischen Küche bekannte Pak Choi hat einen süßlichen Geschmack und ist reich an den Vitaminen A und C sowie Calcium.

Die chinesische Kohlart Pak Choi zählt zu einer der wenigen Gemüsesorten, die eine sehr hohe Konzentration an Vitamin A aufweist, wodurch sie sehr der Gesunderhaltung der Augen dient. Auch das Antioxidans Vitamin C ist reichlich vorhanden und verhindert ein Fortschreiten des Alterungsprozesses, angefangen beim Immunsystem über das Zahnfleisch bis hin zum Herzen und zur Haut. Pak Choi ist reich an Calcium für gesunde Knochen und Zähne. Darüber hinaus ist der Kohl natrium- und kalorienarm – ideal für eine Diät.

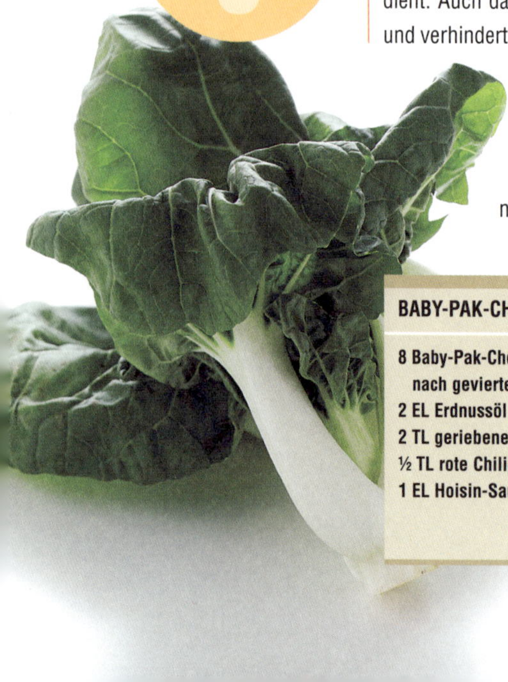

BABY-PAK-CHOI IN SICHUAN-SAUCE

8 Baby-Pak-Choi, der Länge nach geviertelt
2 EL Erdnussöl
2 TL geriebener Ingwer
½ TL rote Chilipaste
1 EL Hoisin-Sauce

Den Pak Choi 3 Minuten in der Pfanne mit Öl anbraten. Den Ingwer dazugeben und weitere 2 Minuten braten. Chilipaste und Hoisin-Sauce zufügen und eine weitere Minute unter ständigem Rühren garen. Sofort servieren.

046

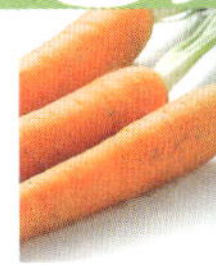

Karotte

Die hohe Konzentration an Betacarotin macht die Karotte zu einer wirkungsvollen Anti-Aging-Waffe.

Betacarotin, das vom Körper in Vitamin A umgewandelt wird, ist besonders wichtig für gesunde Augen. Auch die Haut sowie das Immun- und Verdauungssystem profitieren von den Wirkstoffen des Betacarotins. In Verbindung mit Alphacarotin senkt es das Risiko für Krebs- und Herzerkrankungen. Karotten sind reich an Ballaststoffen und Wasser, wodurch die Entgiftung des Körpers und die Bekämpfung von Falten begünstigt werden. Vitamin C und Kieselerde sorgen für eine jugendliche Haut.

Das Karottengrün entzieht dem Gemüse die Nährstoffe. Deshalb vor der Lagerung unbedingt abschneiden.

NÄHRSTOFFE

Vitamine C, K, Alphacarotin, Betacarotin, Folsäure; Calcium, Eisen, Kieselerde, Zink; Ballaststoffe

SCHÖNHEITS-SAFT

Für Haut, Haare und Nägel

4 Salatgurken
4 Pastinaken
8–12 Karotten, geputzt
2 Zitronen, geschält
1 grüne Paprika

Salatgurke und Pastinake der Länge nach durchschneiden, in einen Entsafter geben und entsaften. Dann Karotten, Zitronen und Paprika entsaften. In Gläser füllen und servieren.

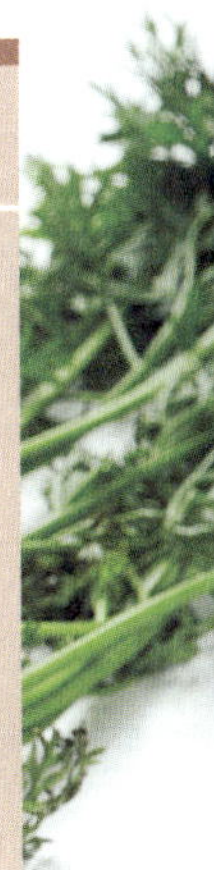

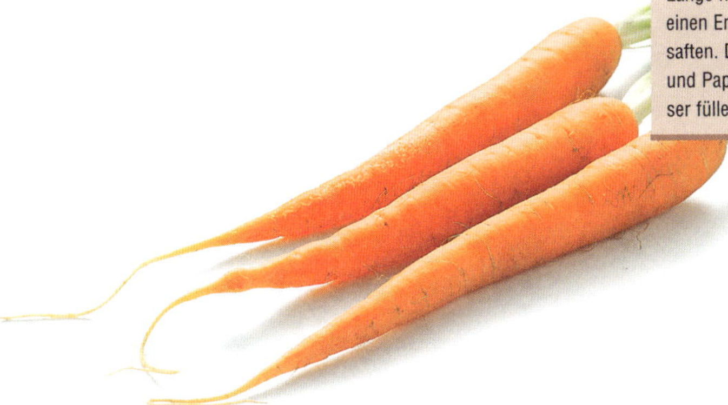

047

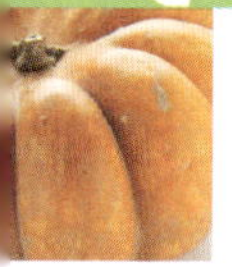

NÄHRSTOFFE
Vitamin C, Carotinoide; Ballaststoffe

Kürbis

Der Kürbis enthält große Mengen an Carotinoiden, die eine vorzeitige Alterung aufhalten.

Der hohe Gehalt an Carotinoiden verleiht dem Kürbis krebsvorbeugende Eigenschaften. Auch Herzkrankheiten und Augenprobleme werden dadurch abgewehrt. Betacarotin schützt die Haut zudem vor den schädlichen Auswirkungen der Sonne und der daraus resultierenden Hautalterung. Die hohe Konzentration an Vitamin C stärkt die Abwehrkräfte und pflegt die Haut.

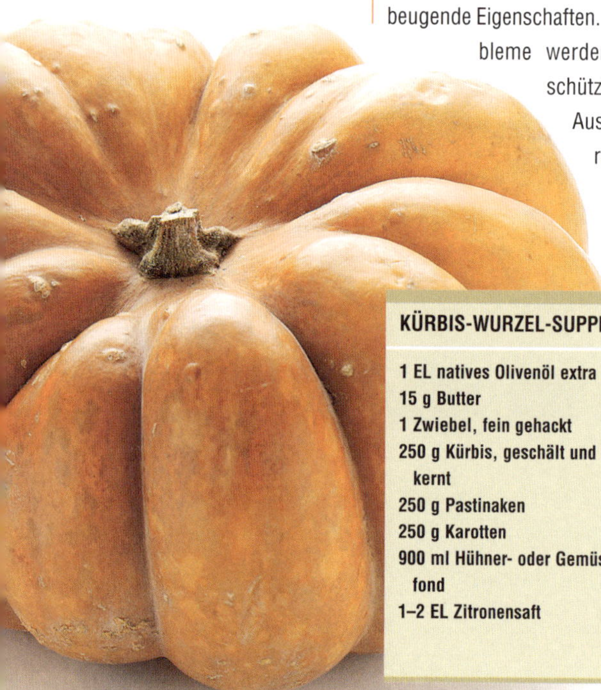

KÜRBIS-WURZEL-SUPPE

1 EL natives Olivenöl extra
15 g Butter
1 Zwiebel, fein gehackt
250 g Kürbis, geschält und entkernt
250 g Pastinaken
250 g Karotten
900 ml Hühner- oder Gemüsefond
1–2 EL Zitronensaft

Das Gemüse klein schneiden. Öl und Butter erhitzen und die Zwiebeln darin glasig dünsten. Kürbis, Pastinaken und Karotten dazugeben und gut vermischen. Abdecken und 5 Minuten andünsten. Den Fond zufügen. Aufkochen lassen, danach abdecken und 30 Minuten köcheln lassen. Abkühlen lassen, dann glatt rühren. Erneut erhitzen und mit dem Zitronensaft abschmecken.

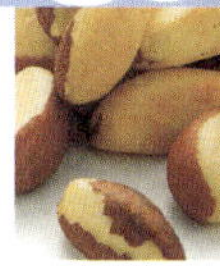

Paranüsse

Paranüsse sind reich an „guten" Fetten und Selen, das uns jung und gesund hält.

Paranüsse bestehen zu ca. 70 Prozent aus Fett. Der größte Teil davon ist Ölsäure, eine Omega-9-Fettsäure, die eine ausgezeichnete Wirkung auf die Haut und entzündungshemmende Eigenschaften besitzt. Die restlichen Fette sind Omega-6- und Omega-3-Fettsäuren, die gesunde Haut, glänzende Haare und eine gute Gedächtnisleistung begünstigen. Vitamin E und Selen sorgen für ein gut funktionierendes Immunsystem, während Selen verantwortlich für die Bildung von Glutathion ist, das schädliche freie Radikale bekämpft.

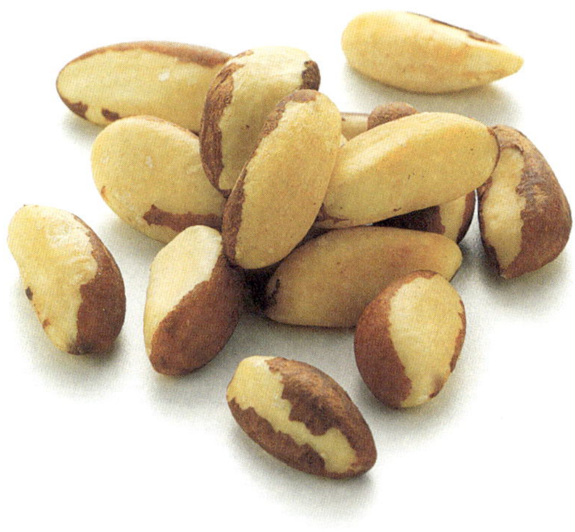

NÄHRSTOFFE

Vitamin E; Calcium, Magnesium, Selen; Ölsäure, Omega-3-Fettsäuren, Omega-6-Fettsäuren und Omega-9-Fettsäuren; Ballaststoffe; Protein

PARANUSS-PESTO

1 Handvoll glatte Petersilie, grob gehackt
80 g Paranüsse, grob gehackt
1½ EL Wasser
1 Prise Estragon, fein gehackt
1 Knoblauchzehe, zerdrückt
½ TL abgeriebene Zitronenschale
3 EL natives Olivenöl extra
2 EL geriebener Parmesan
Salz und Pfeffer, zum Abschmecken

Petersilie, Paranüsse, Wasser, Estragon, Knoblauch und Zitronenschale in der Küchenmaschine grob pürieren. Olivenöl und Parmesan dazugeben und fein pürieren. Servieren.

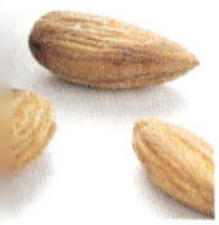

Mandeln

NÄHRSTOFFE

B-Vitamine, Vitamin E, essenzielle Fettsäuren; Eisen, Kalium, Magnesium, Zink; Pflanzensterole; Protein; Ballaststoffe

Für ein besonderes Geschmackserlebnis die Mandeln in der Pfanne bei leichter Hitze goldbraun rösten.

Mandeln enthalten zahlreiche Öle und Nährstoffe, die ein jugendliches Hautbild fördern.

Mandeln sind gute Proteinquellen, was dem Zellwachstum und der Zellregeneration zugutekommt. Sie weisen den höchsten Ballaststoffgehalt aller Nüsse auf. Der Anteil an Calcium trägt zu einer verbesserten Knochenfestigkeit bei und bekämpft Osteoporose. Die einfach ungesättigten Fettsäuren und Pflanzensterole senken das Risiko von Herzkrankheiten.

VITAMIN E FÜR EINE STRAHLENDE HAUT

Mandeln sind großartige Lieferanten von Vitamin E, das eine wichtige Rolle bei der Erhaltung einer gesunden Haut spielt –

HAFERMEHL-PFANNKUCHEN MIT MANDELN

60 g Mehl
155 g Hafermehl
2 TL Backpulver
30 g gemahlene Mandeln
1 Ei
250 ml Sojamilch
Speiseöl

Mehl, Hafermehl, Backpulver und Mandeln vermischen. In einer separaten Schüssel Ei und Sojamilch schlagen, zu den trockenen Zutaten dazugeben und gut verrühren. Einen Tropfen Öl in einer flachen Pfanne erhitzen und ca. 125 ml der Mischung zufügen. Wenn die Masse goldbraun wird, wenden und von der anderen Seite backen. Für mehrere Pfannkuchen den gleichen Vorgang mit dem Rest der Mischung wiederholen. Mit Bananen, Honig und Joghurt servieren.

sowohl innerlich als auch äußerlich, denn es verleiht der Haut Elastizität und repariert Schädigungen. Mandelöl ist ebenfalls positiv für die Haut und wirkungsvoll bei der Heilung von Operationsnarben. Vitamin E stärkt zudem die Abwehrkräfte und schützt das Herz.

MINERALIEN IN HÜLLE UND FÜLLE

Mandeln enthalten Zink, Magnesium und Kalium. Zink stärkt das Immunsystem, Magnesium verleiht Energie und Kalium senkt den Blutdruck – gut für die Herzfunktion.

TRADITIONELLE MANDELMILCH *Für die Hautpflege*

50 g gemahlene Mandeln
2 EL Honig
500 ml stilles Mineralwasser

Mandeln, Honig und Wasser in einer Schüssel vermischen. Verrühren, bis sich der Honig aufgelöst hat. 2 Stunden ruhen lassen. Den Saft herausfiltern und in eine verschließbare Flasche füllen. Großzügig mit einem Wattepad auf Gesicht und Hals auftragen und 20 Minuten einwirken lassen. Morgens und abends anwenden. Im Kühlschrank bis zu 3 Tage haltbar.

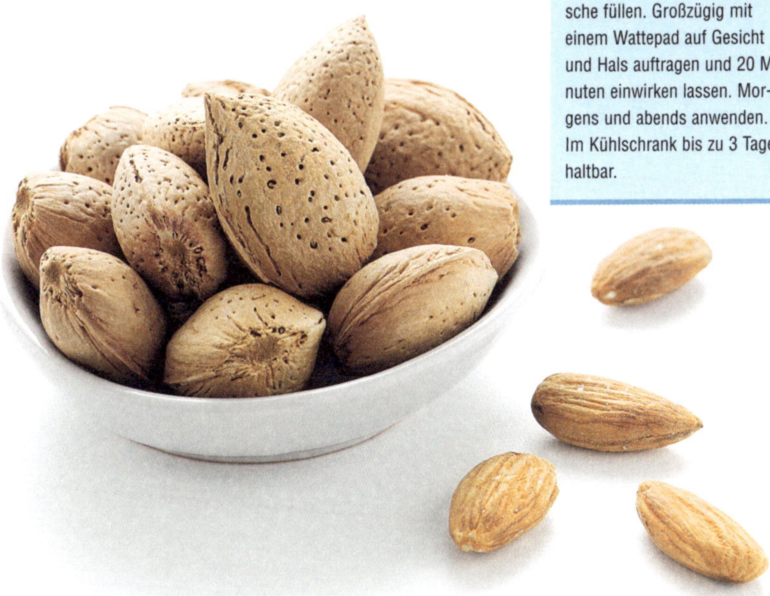

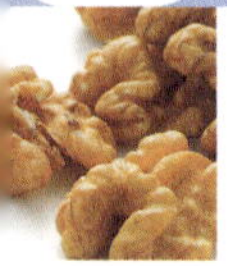

Walnüsse

Walnüsse sind ein idealer Snack und enthalten zahlreiche Nährstoffe und gesunde Öle.

NÄHRSTOFFE
B-Vitamine, Vitamin E; Kalium, Kupfer, Magnesium, Zink; Omega-3-Fettsäuren; Protein

Walnüsse sowie Walnussöl enthalten Proteine, die Vitamine B6 und E, Kalium, Magnesium, Kupfer und Zink. Vitamin B6 beugt Gedächtnisverlust vor und schützt das Herz, während Vitamin E Haut und Haare pflegt. Sowohl Kalium als auch Magnesium sind gut für das Herz; Kupfer verhindert die Bildung von Krampfadern. Zink begünstigt die Regeneration der Thymusdrüse und aktiviert die Abwehrkräfte. Walnussöl enthält Fettsäuren, die unerlässlich für gesunde Haut sind.

WALNUSS-APFEL-SELLERIE-AUFLAUF

85 g Butter
1 große Zwiebel, fein gehackt
2 Stangen Sellerie, gehackt
2 Kochäpfel, fein gewürfelt
350 g Paniermehl
225 g Walnüsse, fein gehackt
½ TL getrockneter Thymian
1 großes Ei, geschlagen
125 ml Milch

Den Ofen auf 180 °C vorheizen. Die Butter erhitzen und Zwiebel und Sellerie darin schwenken. Äpfel, Paniermehl, Walnüsse und Thymian in einer Schüssel vermischen. Gemüse, Eier und Milch einrühren. Die Mischung in eine Auflaufform füllen und 30 Minuten lang backen.

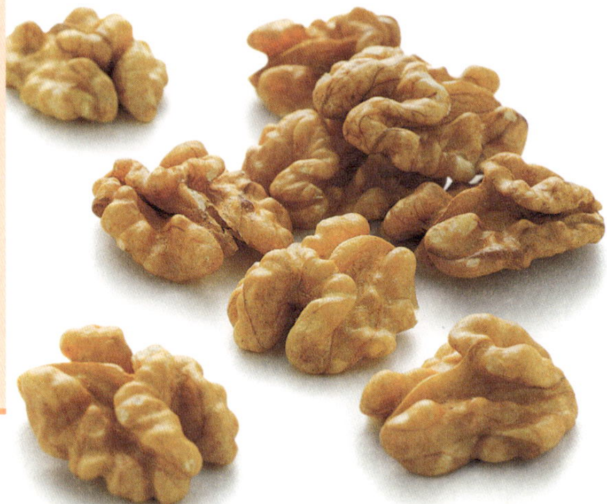

051

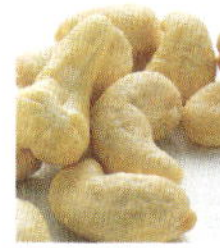

Cashewkerne

Die Samen des brasilianischen Kaschubaums enthalten viele gesunde Fette und Proteine.

Cashewkerne sind ausgezeichnete Lieferanten von Omega-6-Fettsäuren. Die Nüsse enthalten außerdem Magnesium, einem Nährstoff, der die Funktion des Herzens unterstützt und den Calcium-Stoffwechsel positiv beeinflusst, wodurch Osteoporose vorgebeugt wird. Die hohe Konzentration an B-Vitaminen kommt nicht nur den Nerven und dem Muskelgewebe zugute, sondern leistet auch Stressgeplagten gute Dienste. Selen wehrt Falten ab und sorgt für glänzendes Haar. Eisen verhindert das Auftreten von Anämie.

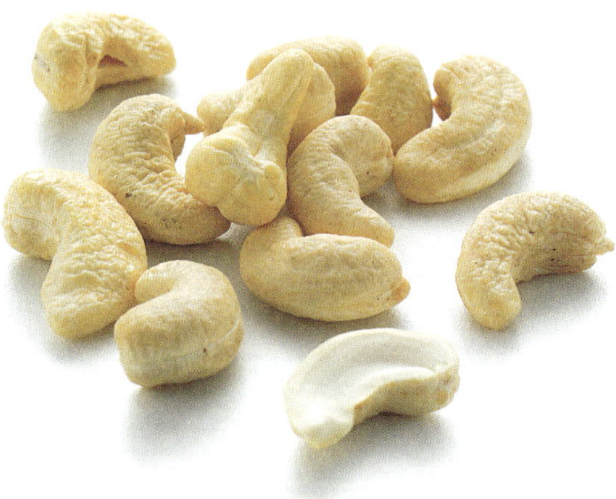

NÄHRSTOFFE

B-Vitamine, Biotin, Folsäure; Eisen, Jod, Kalium, Magnesium, Mangan, Selen, Zink; Omega-6-Fettsäuren; Protein; Ballaststoffe

CASHEWKERN-CREME

110 g Cashewkerne
100 ml Sojamilch
1 TL flüssiger Honig
100 ml Sonnenblumenöl
1 TL Zitronensaft

Cashewkerne und Sojamilch in einem Mixer cremig pürieren. Den Honig zugeben und langsam das Öl hineinträufeln – die Mischung wird sichtlich eindicken. Abschließend den Zitronensaft dazugießen. Gekühlt servieren. Im Kühlschrank bis zu 5 Tage haltbar.

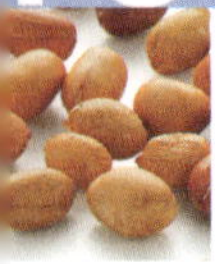

Erdnüsse

Erdnüsse zählen zu den proteinreichsten Nüssen.

NÄHRSTOFFE
Vitamin E, Folsäure; Kalium; Arginin; Ballaststoffe

Der hohe Anteil an einfach ungesättigten Fettsäuren senkt den Cholesterinspiegel und bietet Schutz vor Arterienverkalkung und Herzkrankheiten. Eine positive Wirkung erzielt zudem die Aminosäure Arginin, die der Körper in Stickstoffmonoxid umwandelt, was zur Erweiterung der Blutgefäße und Vermeidung von Blutgerinnseln führt. Erdnüsse sind reich an Vitamin E, das eine faltenfreie Haut und glänzende Haare begünstigt. Der niedrige glykämische Index macht sie auch zur Prophylaxe von Altersdiabetes empfehlenswert.

HÜHNCHEN-SATAY

100 g geröstete Erdnüsse, grob gehackt
2 Knoblauchzehen, zerdrückt
½ TL gemahlener Ingwer
1 TL Currypulver
1 TL gemahlener Koriander
60 ml Sojasauce
2 EL Sesamöl
1 EL brauner Zucker
1 Prise Chilipulver
3 Hähnchenbrüste, enthäutet, in Stücken, am Spieß

Erdnüsse, Knoblauch und Ingwer in einer Pfanne 2 Minuten anbraten, dann die restlichen Zutaten dazugeben. Über Nacht marinieren lassen. Den Ofen auf 165 °C vorheizen. Die Hähnchenspieße in eine Schale geben. Die Marinade darübergießen und 10 Minuten backen.

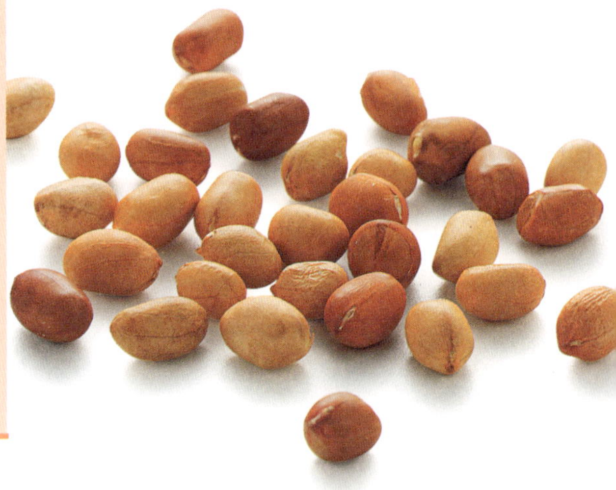

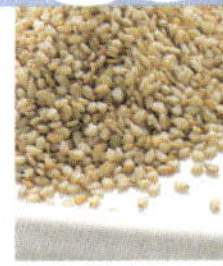

Sesamsamen

Die kleinen nährstoffreichen Samen galten im alten Indien als Symbol für Unsterblichkeit.

Das Öl von Sesamsamen ist ein ausgezeichneter Träger von Vitamin E, Omega-6-Fettsäuren und einfach ungesättigten Fettsäuren, die das Risiko für Herzkrankheiten minimieren sowie Haut und Haare gesund halten. B-Vitamine unterstützen das Nervensystem und stärken die Stressresistenz. Samen und Öl sind großartige Quellen für Calcium und Magnesium – wichtig für Herz und Knochen. Der hohe Zink-Anteil verbessert die Immunabwehr, während Selen den Falten den Kampf ansagt.

NÄHRSTOFFE

B-Vitamine, Vitamin E, Calcium, Eisen, Magnesium, Zink; Omega-6-Fettsäuren und Omega-9-Fettsäuren

SESAM-DIP

350 g Sesamsamen
4 EL Erdnussöl

Den Ofen auf 180 °C vorheizen. Die Sesamsamen auf ein Backblech streuen und 20 Minuten im Ofen rösten. Anschließend die Samen in einem Mixer ca. 3 Minuten lang pürieren, dann 1 Esslöffel Öl dazugeben und nach und nach das restliche Öl beifügen. Weiter pürieren, bis eine weiche Paste entsteht. Mit pfannengerührtem Gemüse servieren.

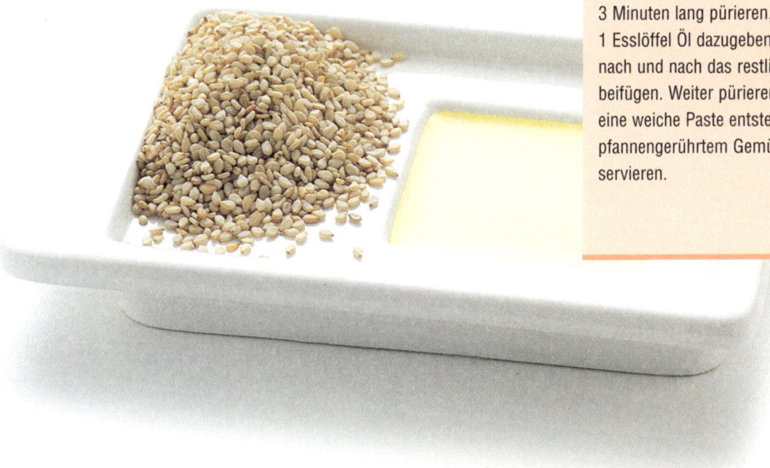

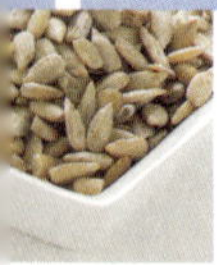

Sonnenblumenkerne

NÄHRSTOFFE
B-Vitamine, Vitamin E; Calcium, Kupfer, Magnesium, Mangan, Selen, Zink; Omega-6-Fettsäuren; Protein

SONNENBLUMENKERN-BROT *Ergibt zwei kleine Brote*

500 g Hafermehl
6 g Instant-Trockenhefe
2 EL Sonnenblumenkerne
1 TL Salz
2 EL Malzextrakt
400 ml warmes Wasser
1 EL Sonnenblumenöl

Den Ofen auf 180 °C vorheizen. Mehl, Hefe, Kerne, Salz und Malzextrakt in eine Schüssel geben und gut vermischen. Wasser und Öl beifügen. Zu einem Teig formen. 10 Minuten kneten, in zwei Hälften teilen und in zwei Backformen füllen. 30 Minuten abgedeckt in den Kühlschrank stellen. 50–60 Minuten braun backen.

Sonnenblumenkerne sind wahre Speicherwunder für Antioxidantien mit Anti-Aging-Effekten.

Die Kerne liefern Vitamin E, Omega-6-Fettsäuren und einfach ungesättigte Fettsäuren, die der Haut Elastizität verleihen und das Auftreten von Herzkrankheiten reduzieren. Omega-6-Fettsäuren wirken entzündungshemmend, wodurch arthritische Schmerzen gelindert werden. Kerne und Öl strotzen vor Calcium und Magnesium, die für die Muskeln und einen gesunden Knochenbau benötigt werden. Magnesium kurbelt die Energieproduktion an. Zink und Selen stärken die Abwehrkräfte.

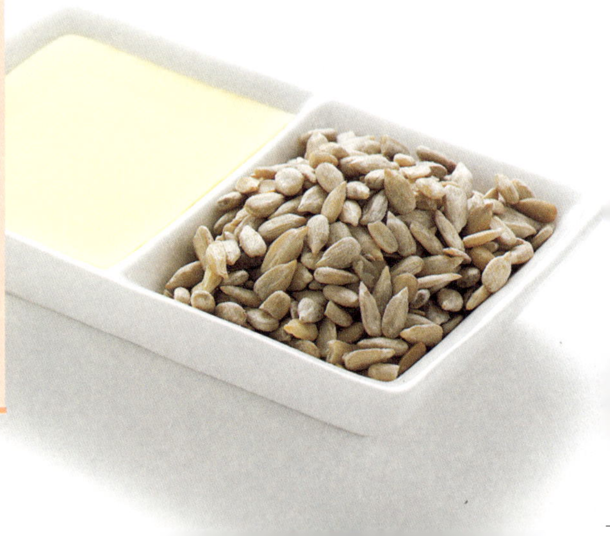

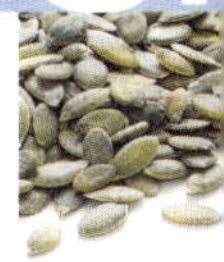

Kürbiskerne

Lecker und voller Nährstoffe – Kürbiskerne sind reich an essenziellen Fettsäuren.

Die hohe Konzentration an essenziellen Fettsäuren ist entscheidend für eine jugendliche Haut und glänzende Haare. Sie ist außerdem Voraussetzung für ein gut funktionierendes Gehirn und Immunsystem und wirkt gegen Entzündungen. Der bemerkenswerte Zinkgehalt beugt Infektionen vor und steigert die Fruchtbarkeit. In Verbindung mit essenziellen Fettsäuren wirkt Zink Prostataproblemen entgegen. Kürbiskerne enthalten zudem Calcium und Magnesium – gesunde Knochen, Nerven und Muskeln sind die Folge.

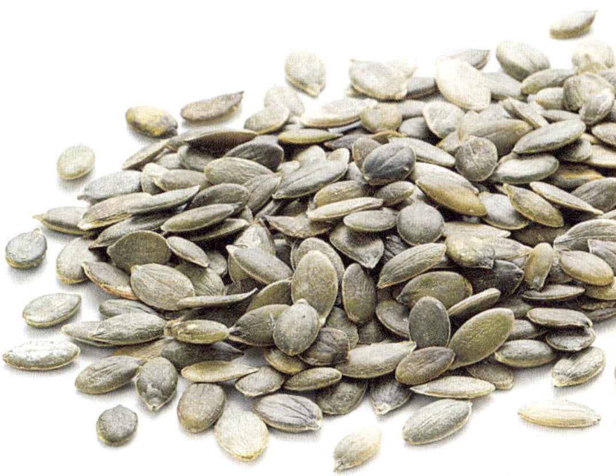

NÄHRSTOFFE

B-Vitamine; Calcium, Magnesium, Selen, Zink; Omega-3-Fettsäuren und Omega-6-Fettsäuren; Protein

KÜRBISKERN-KROKANT

60 g Zucker
60 ml Wasser
100 g Kürbiskerne, geröstet
1 TL natives Olivenöl extra
1 Prise Salz

Die Kürbiskerne mit dem Öl und einer Prise Salz vermischen. Gleichmäßig auf einem Backblech verteilen und auf der mittleren Schiene des bei 120 °C vorgeheizten Ofens 1 Stunde backen, gelegentlich wenden. Zucker und Wasser in eine Pfanne geben, auf kleiner Flamme ständig verrühren, bis sich die Masse karamellisiert. Die Kerne zufügen und mit der Masse umhüllen. Alles auf eine eingefettete Folie geben. Vollständig auskühlen lassen und in Stücke brechen.

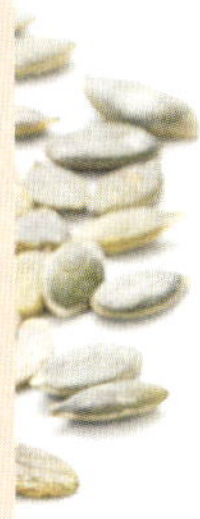

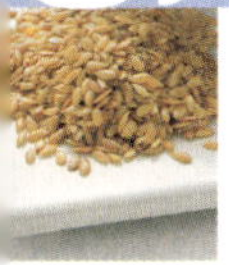

Flachssamen

NÄHRSTOFFE

Calcium, Magnesium, Zink; Omega-3-Fettsäuren und Omega-6-Fettsäuren; Lignane

Flachssamen sind leichter verdaulich, wenn sie ein paar Stunden vor dem Verzehr in Wasser eingeweicht wurden.

Flachssamen enthalten viele essenzielle Fettsäuren, die Körper und Gehirn jung halten.

Flachssamen und ihr Öl bieten einen hohen Gehalt an Omega-3-Fettsäuren und Omega-6-Fettsäuren, die Haut und Haare vor dem Altern bewahren sowie einen wachen Verstand, ein gesundes Herz und ein effizientes Immunsystem begünstigen. Sowohl Samen als auch Öl enthalten Lignane, Naturstoffe mit krebsvorbeugenden Eigenschaften. Calcium und Magnesium fördern gesunde Knochen.

FLACHSSAMEN-GESICHTSMASKE *Zur Faltenglättung*

2 TL Flachssamen
Wasser, zum Aufgießen
1 Tropfen Neroli-Öl

Die Flachssamen mit dem Wasser bedecken. Wenn die Samen aufgequollen sind und das Wasser eine gelartige Konsistenz angenommen hat, das Neroli-Öl hinzufügen. Auf Gesicht und Hals auftragen. Trocknen lassen und mit kaltem oder lauwarmem Wasser abspülen. Das Gesicht anschließend trockentupfen.

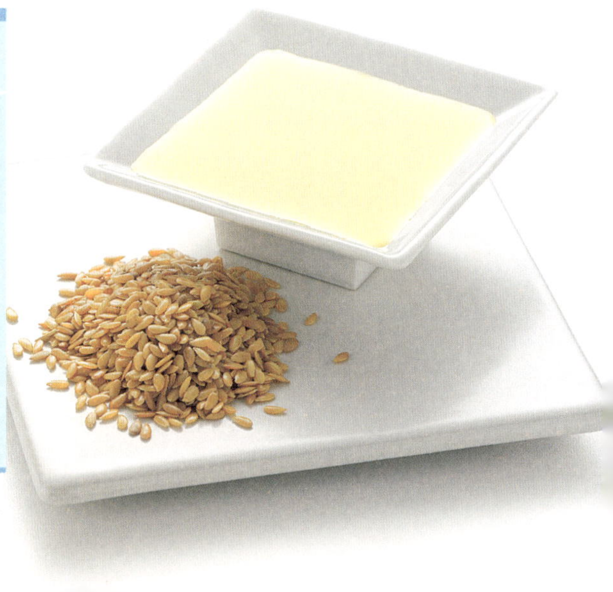

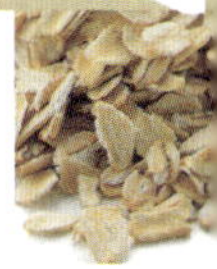

Hafer

Der vielseitige Hafer schützt vor Herzkrankheiten und stärkt das Immunsystem.

Neben energiespendenden Kohlehydraten ist Hafer reich an Ballaststoffen, wodurch Schwankungen des Blutzuckerspiegels ausbleiben, Diabetes vorgebeugt wird und Cholesterinwerte niedrig gehalten werden. Antioxidantien wie Vitamin E, Tocotrienole, Ferula- und Kaffeesäure wehren freie Radikale ab und bieten Schutz vor altersbedingten Leiden, angefangen bei Herzkrankheiten über Fettleibigkeit bis hin zu Augenproblemen. Äußerlich angewendet zeichnet sich Hafer durch seine beruhigenden, entzündungshemmenden Effekte aus.

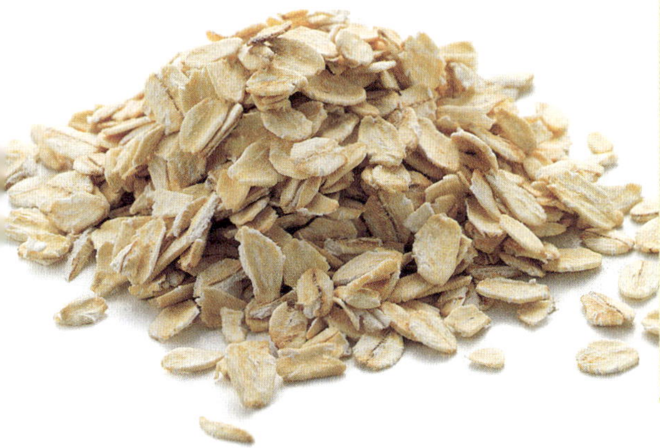

NÄHRSTOFFE

B-Vitamine, Vitamin E, Folsäure; Eisen, Kieselerde, Magnesium, Selen, Zink; Saponine; Tocotrienole, Ferulasäure, Kaffeesäure; Protein; Ballaststoffe

HAFER-KRÄUTER-PEELING

Zum Abschwellen der Haut

3 EL getrocknete Petersilie, Zitronenmelisse oder Fenchelsamen
160 ml kochendes Wasser
1 EL gemahlenes Hafermehl
2 Tropfen Mandelöl

Die Kräuter mit dem kochenden Wasser übergießen und 15 Minuten abgedeckt ziehen lassen. Die Kräuter abseihen und wegwerfen. Abkühlen lassen und so viel Hafermehl dazugeben, bis die Masse eine pastenähnliche Konsistenz hat. Mandelöl beifügen. Das Peeling auf Gesicht und Hals reiben und 20 Minuten einwirken lassen. Mit lauwarmem Wasser abspülen und trockentupfen.

058

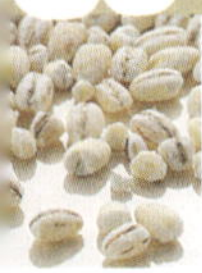

Gerste

NÄHRSTOFFE
B-Vitamine, Vitamin E, Selen; Tocotrienol; Lignane; Ballaststoffe

GERSTEN-LOTION
Für eine bessere Durchblutung

100 g Perlgraupen
1 l Wasser
1 großzügige Handvoll frischer Rosmarin oder 3 Esslöffel getrockneter Rosmarin

Die Perlgraupen mit kaltem Wasser bedeckt 24 Stunden im Kühlschrank quellen lassen. Abtropfen lassen und mit frischem Wasser in einen Topf geben. Zum Kochen bringen, abdecken und 30 Minuten köcheln lassen. Die Gerste abseihen und wegwerfen. Den Rosmarin in den Sud geben, abdecken und abkühlen lassen. In eine verschließbare Glasflasche füllen. Zweimal täglich anwenden. Gekühlt bis zu 4 Tage haltbar.

Antioxidantien nehmen den Kampf gegen freie Radikale und den Alterungsprozess auf.

Gerste ist das älteste bekannte angebaute Getreide und wurde schon bei den Römern aufgrund seiner stärkenden Kräfte geschätzt. Heute wird die Gerste weitgehend vernachlässigt, obwohl sie besondere Nährwerteigenschaften besitzt.

GUT FÜRS HERZ

Gerste ist eine gute Quelle für das Antioxidans Tocotrienol, das Studien zufolge sogar wirkungsvoller als einige Formen von Vitamin E Herzkrankheiten vorbeugt. Dabei schlägt die Gerste gleich zwei Fliegen mit einer Klappe: Zunächst verhindert sie die durch freie Radikale hervorgerufene Oxidation, einen Prozess, der das Einlagern von schädlichem Cholesterin an den Arterienwänden begünstigt. Zum anderen beeinflusst sie die Leberfunktion positiv. Lignane verhindern die Bildung winziger Blutgerinnsel und reduzieren das Risiko für Herzkrankheiten.

WERTVOLLE NÄHRSTOFFE

Gerste weist einen außergewöhnlich hohen Gehalt an Selen und Vitamin E auf, denen im Zusammenspiel krebsvorbeugende Eigenschaften nachgesagt werden. Vitamin E kommt eine entscheidende Rolle für die Gesund- und Jungerhaltung von Haut und Haar zu, während Selen gegen Virusinfektionen hilfreich ist sowie Herzmuskelschäden und Augenkrankheiten vorbeugt. Calcium, Kalium und die B-Vitamine verbessern die Knochenfestigkeit, senken den Blutdruck und fördern ein ausgeglichenes Nervensystem und eine gut funktionierende Gehirntätigkeit. Außerdem sorgen die löslichen Ballaststoffe für eine gute Verdauung.

Rollgerste ist aufgrund ihres höheren Ballaststoffgehalts gesünder als Perlgraupen.

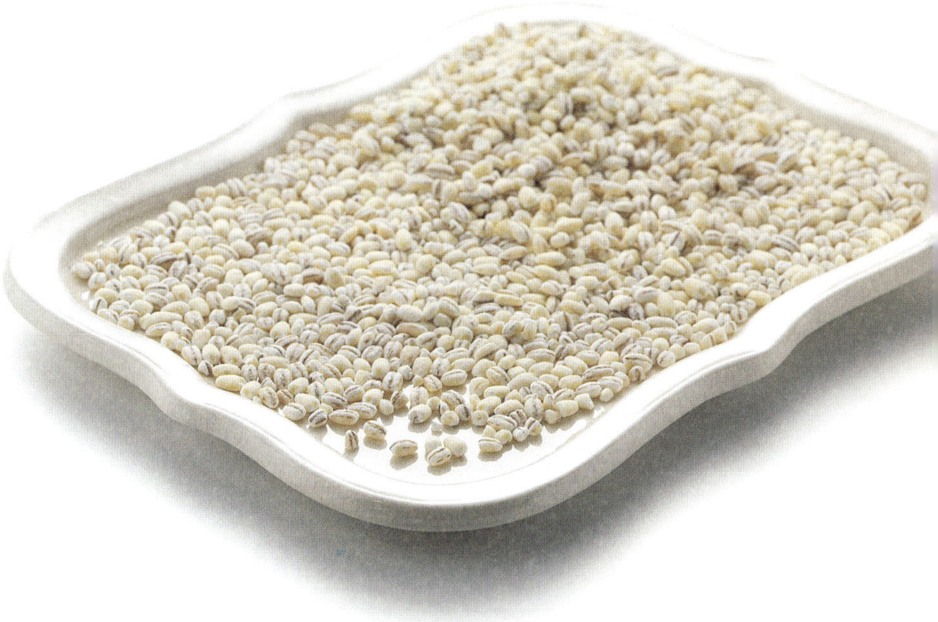

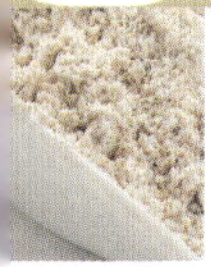

Vollkornweizen

Das proteinreiche Grundnahrungsmittel der westlichen Welt liefert B-Vitamine und Mineralien.

NÄHRSTOFFE

Vitamine B6, E; Magnesium, Zink; Pyroxidin; Protein; Ballaststoffe

Vollkornweizen ist nährstoffreich und gesund. Der Proteingehalt liefert die notwendigen Wirkstoffe für ein jugendliches Aussehen von Haut, Haaren und Nägeln. Proteine versorgen den Körper mit Energie und bekämpfen Müdigkeitserscheinungen. Vollkornweizen ist Träger von B-Vitaminen, darunter Vitamin B6, das positive Wirkungen auf das Nervensystem ausübt, Altersdiabetes vorbeugt und das Gedächtnis verbessert. Weizen ist zudem reich an Zink, das das Immunsystem stärkt und zur Gesunderhaltung der Augen beiträgt.

EINFACHER VOLLKORN-PIZZATEIG

540 g Vollkornweizenmehl
2 EL aktive Trockenhefe
1½ TL Salz
500 ml warmes Wasser
2 EL natives Olivenöl extra
2 TL Honig
Beläge nach Wahl

Den Ofen auf 200 °C vorheizen. Mehl, Hefe und Salz in eine Schüssel geben. Wasser, Öl und Honig zufügen und gut verkneten. Mit einem feuchten Tuch abdecken und an einem warmen Ort 10 Minuten aufgehen lassen. Den Teig ausrollen und in eine eingefettete große Pizzaform legen. Mit Zutaten nach Wahl belegen. Anschließend 15–20 Minuten backen.

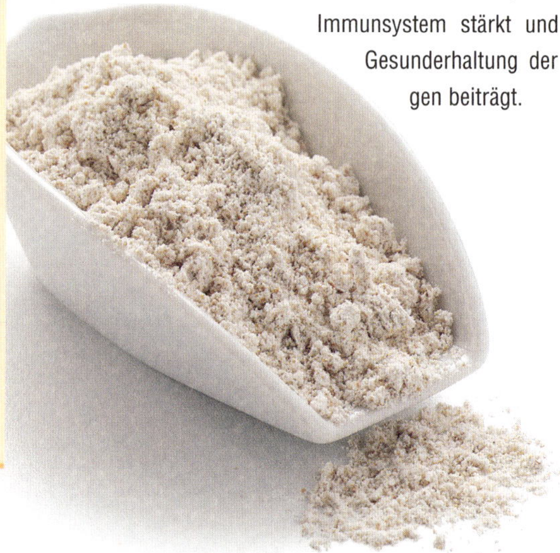

060

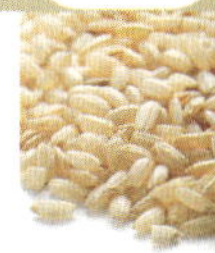

Naturreis

Naturreis enthält reichhaltige Ballaststoffquellen und viele weitere Anti-Aging-Nährstoffe.

Ballaststoffreicher Naturreis fördert die Funktion des Verdauungssystems und senkt den Cholesterinspiegel. Der hohe Gehalt an B-Vitaminen liefert den notwendigen Schutz für ein gesundes Gehirn und Nervensystem. Magnesium sorgt für niedrigen Blutdruck und das Ausbleiben von Muskelkrämpfen. Eisen hilft beim Kampf gegen Anämie und vorzeitigen Haarausfall. Das ebenfalls im Naturreis vorkommende Zink mobilisiert Abwehrkräfte und schützt die Augen. Darüber hinaus soll das Getreide das sexuelle Lustempfinden steigern.

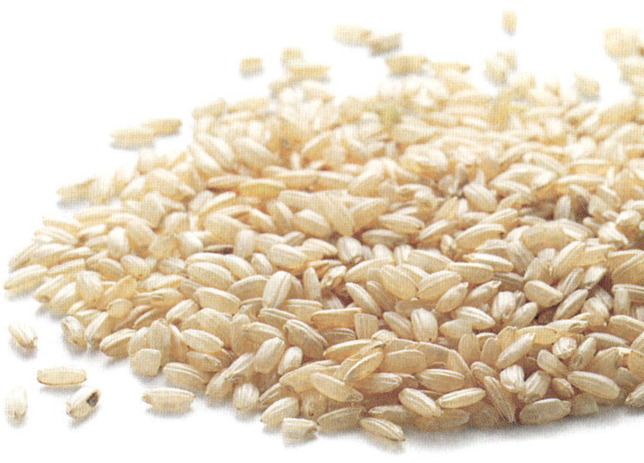

NÄHRSTOFFE
B-Vitamine, Folsäure; Eisen, Kupfer, Magnesium, Mangan, Zink; Protein; Ballaststoffe

NATURREIS-PUDDING

1 l Wasser
300 g Natur-Rundkornreis
600 ml Sojamilch
4 EL Reis- oder Dattelsirup
1 TL gemahlener Zimt
¼ geriebene Muskatnuss
4 ganze Nelken
2 kleine Handvoll Rosinen
4 TL hauchdünn abgeriebene Orangenschale

Den Ofen auf 180 °C vorheizen. Das Wasser zum Kochen bringen, den Reis dazugeben und 15 Minuten bei schwacher Hitze köcheln lassen. Das Wasser abgießen und den Reis zurück in den Topf schütten. Die restlichen Zutaten zufügen und weitere 20 Minuten köcheln lassen. In einer leicht gefetteten Auflaufform 40 Minuten backen.

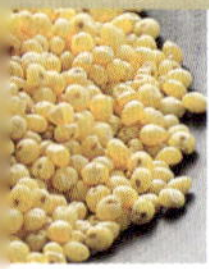

Hirse

NÄHRSTOFFE
Kalium, Magnesium, Kieselerde; Protein

HIRSE-PILAW

1 große Zwiebel, fein gehackt
4 TL natives Olivenöl extra
2 EL Koriandersamen, gemahlen
2 Knoblauchzehen, zerdrückt
250 g Hirse
600 g Tomaten
600 ml Gemüsefond
250 ml Weißwein
2 TL Mandelsplitter
4–5 Spritzer Sojasauce

Die Zwiebeln 4–5 Minuten in der Butter schwenken. Koriander und Knoblauch dazugeben und weitere 5 Minuten dünsten. Die Hirse zufügen und 2 Minuten kochen. Tomaten, Fond und Wein in die Mischung geben. Zum Kochen bringen, unabgedeckt 20 Minuten köcheln lassen. Mit Mandeln und Sojasauce verfeinern und servieren.

Die äußerst leicht verdauliche Hirse ist reich an Kieselerde, die zu einer straffen Haut beiträgt.

Hirse zeichnet sich nicht nur durch ihre großen Mengen an Kieselerde aus, sondern ist auch ein zentraler Bestandteil von Kollagen, das die Gesundheit von Haut, Haaren, Zähnen, Augen, Nägeln, Sehnen und Knochen fördert. Kieselerde verhindert Herz-Keislauf-Erkrankungen und spielt eine wichtige Rolle bei der Verbesserung der Gehirnfunktion. Hirse ist das einzige Getreide, das im Körper alkalisch reagiert und dadurch einer Übersäuerung entgegenwirkt. Außerdem ist sie sehr proteinreich und weist alle acht essenziellen Aminosäuren auf.

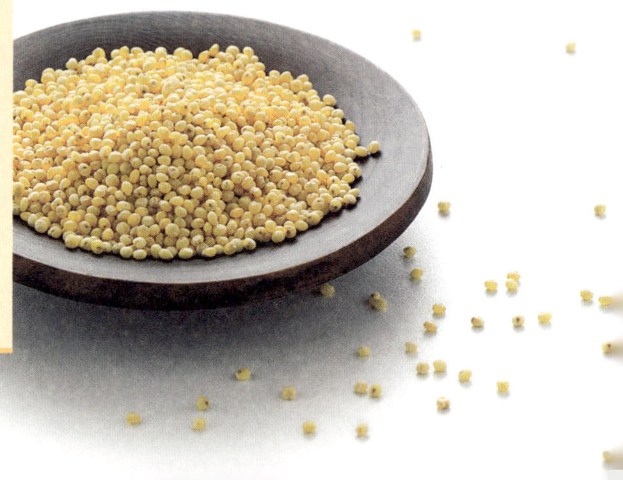

062

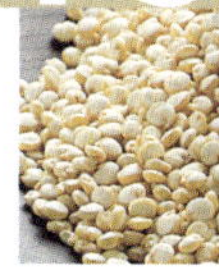

Quinoa

Das glutenfreie Pseudogetreide versorgt uns mit einem breiten Spektrum an gesunden und verjüngenden B-Vitaminen.

Quinoa bietet eine hochwertige Proteinzufuhr, wodurch Gewebewachstum und -regeneration gefördert werden. Es enthält zahlreiche B-Vitamine, darunter Vitamin B5, das wesentlich für einen gesunden Umgang mit Stress ist. Der hohe Eisengehalt macht es zu einem energiereichen Getreide, das Erschöpfung, Haarausfall und Anämie bekämpft. Darüber hinaus liefert Quinoa dem Körper Magnesium und Vitamin B2, das Cholesterinablagerungen bekämpft. Vitamin E ist gut für die Haut.

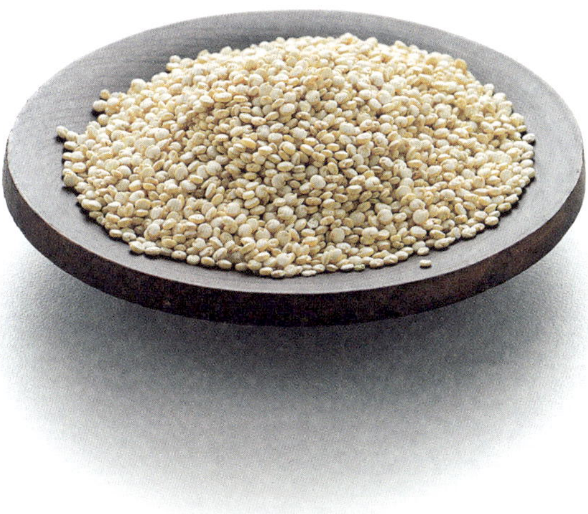

NÄHRSTOFFE

B-Vitamine, Vitamin E; Calcium, Eisen, Magnesium, Zink; Saponin; Protein; Ballaststoffe

QUINOA-TABBOULEH

200 g Quinoa
400 ml Gemüsefond
2 EL Pinienkerne, geröstet
8 Kirschtomaten, fein gehackt
2 Zwiebeln, fein gehackt
jeweils 1 EL Petersilie, Minze und Koriander, fein gehackt
4 EL frischer Zitronensaft
2 EL natives Olivenöl extra

Quinoa abspülen und abtropfen lassen, in einem Topf 3 Minuten anrösten. Mit dem Fond zum Kochen bringen. Bei niedriger Hitze 12 Minuten abgedeckt köcheln lassen. Wasser abgießen und die Mischung in eine Schüssel füllen. Pinienkerne, Tomaten, Zwiebeln und Kräuter dazugeben. Zitronensaft und Olivenöl verrühren und über den Salat geben. Vermischen und servieren.

063

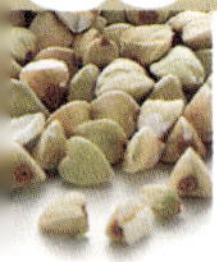

Buchweizen

NÄHRSTOFFE
B-Vitamine, Magnesium, Rutin; Protein; Ballaststoffe

Buchweizen enthält viel Rutin, eine Substanz, die kleine Blutgefäße kräftigt.

Aufgrund des Rutingehalts gilt Buchweizen als durchblutungsförderndes Mittel – er stärkt die Blutkapillaren und verhindert so die Bildung von Besenreisern. Er enthält alle acht essenziellen Aminosäuren sowie Proteine für eine verbesserte Gehirnleistung. Das Getreide ist darüber hinaus eine großartige Quelle an Magnesium und B-Vitaminen, die das Nervensystem unterstützen. Auch der Cholesterinspiegel wird gesenkt.

BUCHWEIZEN-MÜSLI

50 g getrocknete Aprikosen
200 g Buchweizenflocken
100 g Hafer
50 g Sonnenblumenkerne
50 g Rosinen

Die Aprikosen in mundgerechte Stücke schneiden. Alle Zutaten in einer großen Rührschüssel gründlich vermischen. Das Müsli am besten in einem verschlossenen Plastikbehälter aufbewahren. Mit normaler Milch oder Sojamilch servieren.

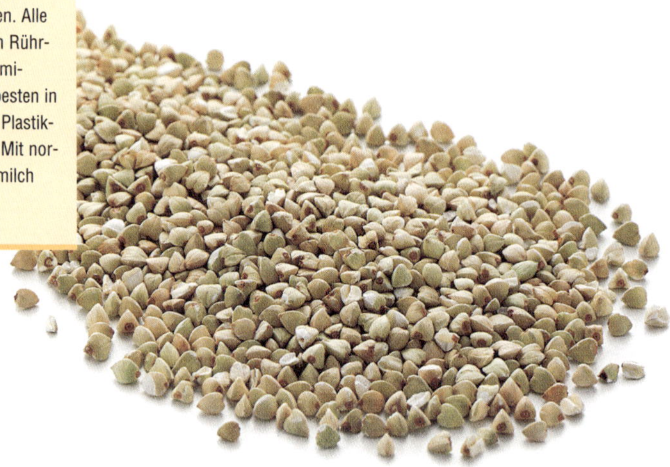

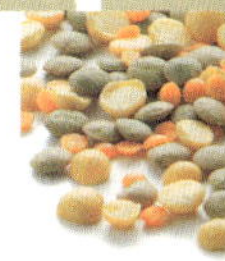

Linsen

Linsen sind überdurchschnittlich nährstoffreich und gut verdaulich.

Ob rot, grün oder braun – Linsen sind wahre Proteinbomben und unterstützen die Gesunderhaltung und Stärkung von Haut, Haaren, Zähnen und Nägeln. B-Vitamine sind ebenfalls vertreten, insbesondere Vitamin B3, das vor Gedächtnisverlust bewahrt, und Vitamin B12, das umfassenden Schutz für fast alle Beschwerden von Arthritis bis hin zum Tinnitus bietet. Der hohe Eisenanteil verhindert das Auftreten von Anämie. Die Ballaststoffe regulieren die Verdauung.

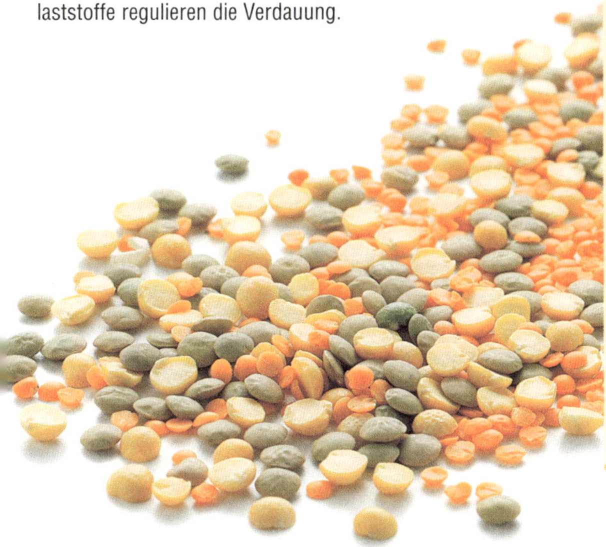

NÄHRSTOFFE

B-Vitamine, Folsäure; Calcium, Eisen, Kalium, Selen, Zink; Protein; Ballaststoffe

LINSENSUPPE

2 Zwiebeln, grob gehackt
4 Knoblauchzehen, zerdrückt
4 TL Kreuzkümmelsamen
3 EL Pflanzenöl
1 Lorbeerblatt
½ TL getrockneter Oregano
3 l Hühnerfond
600 g grüne oder braune Linsen (aus der Dose)

Zwiebeln, Knoblauch und Kreuzkümmelsamen in dem Öl andünsten. Lorbeerblatt, Oregano und Fond dazugeben. Zum Kochen bringen und 10 Minuten köcheln lassen. Linsen zufügen und weitere 10 Minuten kochen. Lorbeerblatt entfernen und die Suppe in einer Küchenmaschine pürieren. Mit saurer Sahne und den gerösteten Kreuzkümmelsamen garniert servieren.

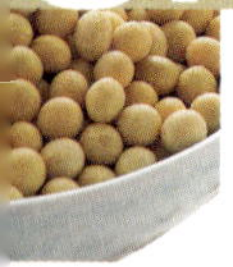

Sojabohnen

Eine sojareiche Ernährung beugt Herzkrankheiten vor und fördert ein langes Leben.

NÄHRSTOFFE

B-Vitamine, Vitamin E, Folsäure; Calcium, Kalium, Magnesium, Mangan, Zink; Phytinsäue; Saponine; Isoflavone

TOFU-RÜHREI

2 Knoblauchzehen, zerdrückt
½ rote Paprika, gewürfelt
2 EL natives Olivenöl extra
300 g fester Tofu
½ TL Kurkuma
½ TL Salz
1 Prise schwarzer Pfeffer
1 Zwiebel, fein gehackt
1½ TL Sojasauce

Knoblauch und Pfeffer in dem Olivenöl 2 Minuten dünsten. Den Tofu zerbröseln und mit in die Pfanne geben, Kurkuma, Salz, Pfeffer, Zwiebeln und Sojasauce zufügen. 3 Minuten kochen, dabei gelegentlich umrühren. Die Pfanne von der Platte nehmen. Mit Salsa und Maistortilla servieren.

Die vielseitige Hülsenfrucht spielt in der asiatischen Welt eine große Rolle. In westlichen Ländern sind vor allem sojahaltige Produkte, darunter Tofu, Sojamilch, Sojajoghurt, Sojasauce und Soja als Fleischersatz bekannt.

SCHUTZ VOR DEGENERATIVEN ERKRANKUNGEN

Sojabohnen sind großartige Träger von Pflanzeneiweißen, Ballaststoffen und komplexen Kohlehydraten. Ihnen wird auch eine cholesterinsenkende Wirkung zugeschrieben sowie die Fähigkeit, die Triglyceridwerte zum Schutz des Herzens zu senken. Zu empfehlen sind Sojabohnen zudem aufgrund ihrer verjüngenden Antioxidantien, wie der Phytinsäure, die Arterienverstopfungen vorbeugt. Das wichtigste Merkmal der Sojabohne ist jedoch vermutlich der Reichtum an Mikronährstoffen, darunter Saponine und Isoflavone. Die zur Klasse der Flavonoide zählenden Isoflavone werden vom Körper in Phytoöstrogene umgewandelt. Diese senken das Risiko von Krebs- und Herz-Kreislauf-Erkrankungen und fördern die Gesundheit der Knochen. Die Bohnen enthalten Vitamin E, das wesentlich zu einem jugendlichen Erscheinungsbild von Haut und Haar beiträgt, während die B-Vitamine für ein ausgeglichenes Nervensystem sorgen und die Stressresistenz stärken, um vorzeitiges Altern zu verhindern. Der auffallend niedrige glykämische Index sorgt dafür, dass Diabetes vorgebeugt und Wechseljahresbeschwerden gelindert werden.

Achten Sie beim Kauf von Sojaprodukten darauf, dass es sich um keine gentechnisch veränderte Soja handelt.

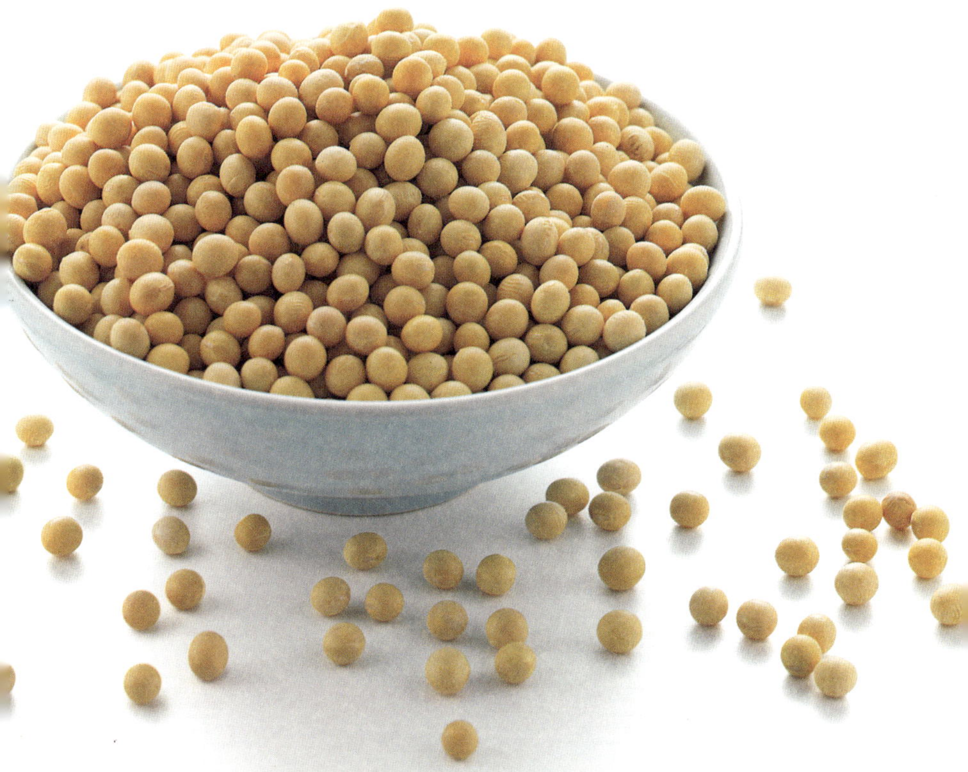

090

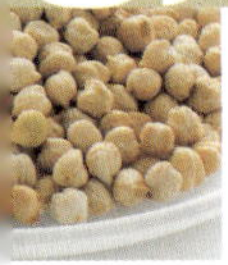

Kichererbsen

Kichererbsen haben einen unvergleichlich herzhaft-nussigen Geschmack.

NÄHRSTOFFE
B-Vitamine, Vitamin E, Folsäure; Eisen, Kalium, Zink; Protein; Ballaststoffe

KICHERERBSEN MIT CHILI

3 Zwiebeln, in Scheiben
1 frische Chili, fein gehackt
150 ml natives Olivenöl extra
4 Knoblauchzehen
2 EL getrockneter Oregano
550 g Kichererbsen (aus der Dose)

Den Ofen auf 150 °C vorheizen. Zwiebeln und Chili im Öl leicht andünsten, Knoblauch, Oregano und Kichererbsen dazugeben; gut vermischen und in eine Auflaufform füllen. Die Kichererbsen mit ausreichend Wasser bedecken und 1–1½ Stunden garen. Bei Bedarf mehr Wasser zugeben.

Kicherererbsen sind gute Proteinlieferanten, die unabdingbar für eine gesunde Zellregeneration sind. Der hohe Anteil an Vitamin E aktiviert die Abwehrkräfte, schützt das Herz und begünstigt die Gesunderhaltung von Haut und Haaren. Das Zink verbessert das Immunsystem und fördert die Regeneration der Thymusdrüse. Die ebenfalls enthaltenen Isoflavone entfalten östrogene Wirkungen und weisen krebsvorbeugende Eigenschaften auf.

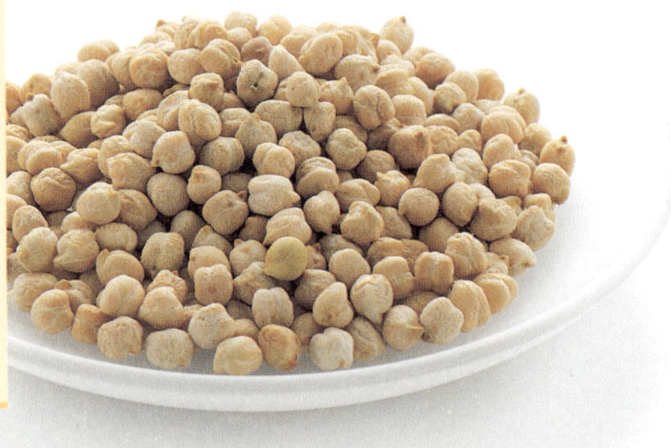

067

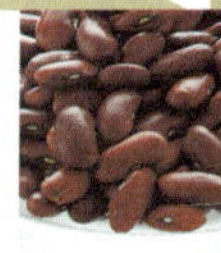

Kidneybohnen

Die Proteine, Ballast- und Nährstoffe der roten Bohnen fördern Gesundheit und Wohlbefinden.

Die in Mittel- und Südamerika beliebten Kidneybohnen liefern viele Proteine, die einem ausgeglichenen Energiehaushalt und den Zellen zugutekommen. Die hohe Konzentration an Folsäure ist hilfreich bei der Wundheilung und beugt Herzkrankheiten vor. Die Ballaststoffe in den Kidneybohnen senken den Cholesterinspiegel und stärken den Verdauungsapparat. Der wertvolle Eisenanteil wirkt Anämie entgegen.

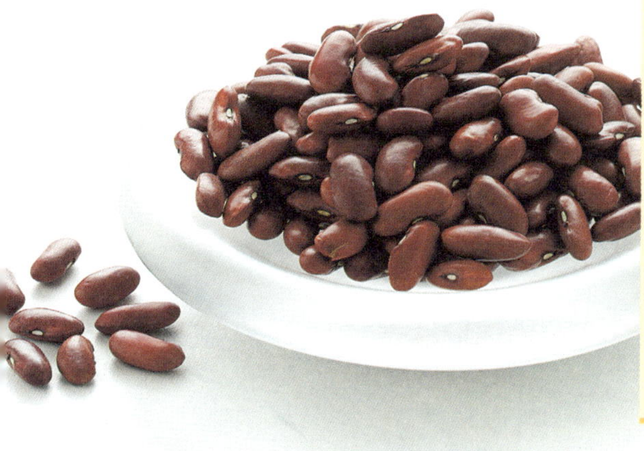

NÄHRSTOFFE

Folsäure; Eisen, Kalium, Mangan; Protein; Ballaststoffe

KIDNEYBOHNEN-GUMBO

1 rote Zwiebel, fein gehackt
1 rote Paprika, gewürfelt
1 Stange Sellerie, fein gehackt
2 Knoblauchzehen, zerdrückt
1 EL Olivenöl
1½ l Gemüsefond
425 g Tomaten, gewürfelt
1 TL getrockneter Thymian
1 Prise Cayennepfeffer
270 g Kidneybohnen (aus der Dose)

Zwiebel, Pfeffer, Sellerie und Knoblauch 5 Minuten im Öl dünsten. Gemüsefond, Tomaten, Thymian und Cayennepfeffer dazugeben und auf kleiner Flamme weich kochen. Die Kidneybohnen zufügen und 10 Minuten köcheln lassen. Anschließend servieren.

068

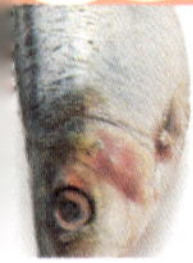

Sardine

NÄHRSTOFFE

B-Vitamine; Calcium, Eisen; Kalium, Phosphor, Selen; Omega-3-Fettsäuren; Protein

Sowohl frische als auch Dosensardinen sind reich an Anti-Aging-Mitteln wie Fettsäuren und Antioxidantien.

Einige der besonders gesundheitsfördernden Nährstoffe für eine jugendliche und strahlende Haut sind Omega-3-Fettsäuren, die Sardinen in Hülle und Fülle bieten.

SCHUTZ FÜR DIE HAUT

Zahlreiche Studien haben bewiesen, dass Blut durch den Einfluss von Omega-3-Fettsäuren seltener zu Verklumpungen neigt und dadurch das Risiko von Herzkrankheiten sinkt. Auch

GEGRILLTE SARDINEN MIT SALSA VERDE

2 große Zwiebeln, fein gehackt
2 Knoblauchzehen
2 große grüne Paprika, entkernt und gewürfelt
125 ml natives Olivenöl extra
50 g Anchovis (Dose)
2 kleine grüne Chillies, entkernt
Schale und Saft von 2 Zitronen
2 EL Kapern
8 EL Basilikum, fein gehackt
4 gestrichene EL Petersilie, fein gehackt
12 frische Sardinen, gewaschen

Zwiebeln, Knoblauch und Paprika vorsichtig mit der Hälfte des Öls in einem Topf erhitzen. Zusammen mit den Anchovis, Chillies, Zitronenschale und -saft, Kapern und Kräutern in einer Küchenmaschine grob pürieren. Die Sardinen in einer Pfanne oder einem Grill auf Alufolie 5–7 Minuten von jeder Seite braten. Auf Teller verteilen, das Salsa darüberträufeln und servieren.

die Augen profitieren von den Fettsäuren. Darüber hinaus wappnen sie die Haut vor schädlicher UV-Strahlung.

REICH AN ANTIOXIDANTIEN

Sardinen enthalten Selen, ein wirkungsvolles Antioxidans, das Falten und Herzkrankheiten vorbeugt. Selen mindert das Krebsrisiko und neutralisiert giftige Metalle im Körper.

Dosensardinen liefern viel Calcium, das die Knochen gesund hält und festigt.

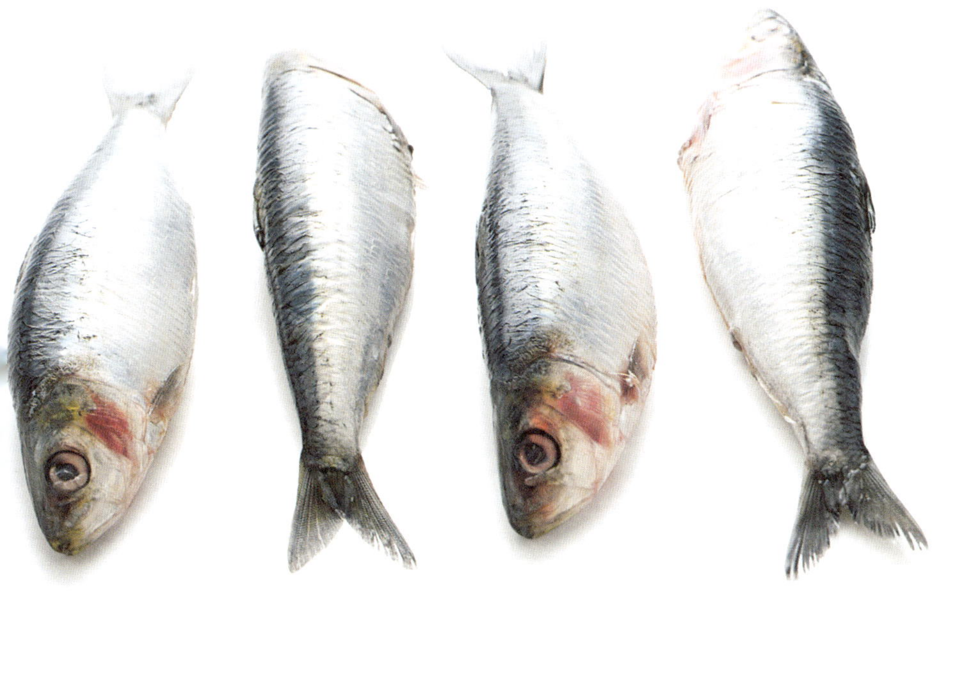

069

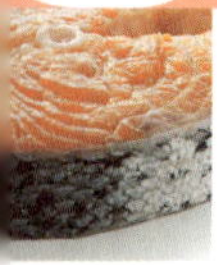

Lachs

Wildlachs ist reich an Omega-3-Fettsäuren, die eine bedeutende Rolle beim Anti-Aging spielen.

NÄHRSTOFFE
Vitamine A, B12, D; Omega-3-Fettsäuren, Dimethylaminoethanol, Docosahexaensäure

Lachs ist eine der besten Quellen an Omega-3-Fettsäuren und Docosahexaensäure, beides Stoffe, die nachgewiesenermaßen Herz-Kreislauf-Erkrankungen vorbeugen und für straffe Haut und glänzende Haare verantwortlich sind. Die essenziellen Fettsäuren enthalten entzündungshemmende Wirkstoffe, die vor der Gelenkerkrankung Arthritis schützen. Docosahexaensäure ist zudem wichtig für das Gehirn und das Nervensystem und damit für unser Erinnerungsvermögen.

LACHSSTEAKS MIT BRUNNENKRESSE

4 Lachssteaks
4 TL natives Olivenöl extra
Saft von 1 Zitrone
1 Bund Brunnenkresse, gewaschen und fein gehackt
4 EL Mayonnaise
1 TL Tabasco (nach Belieben)

Die Lachssteaks von jeder Seite mit 1 TL Olivenöl und 1 TL Zitronensaft beträufeln. Auf jeder Seite 5 Minuten anbraten. Währenddessen die Brunnenkresse, die Mayonnaise und den verbliebenen Limonensaft in einem Mixer verrühren. Mit Salz, Pfeffer und nach Belieben mit Tabasco abschmecken, über den Lachs geben und sofort servieren.

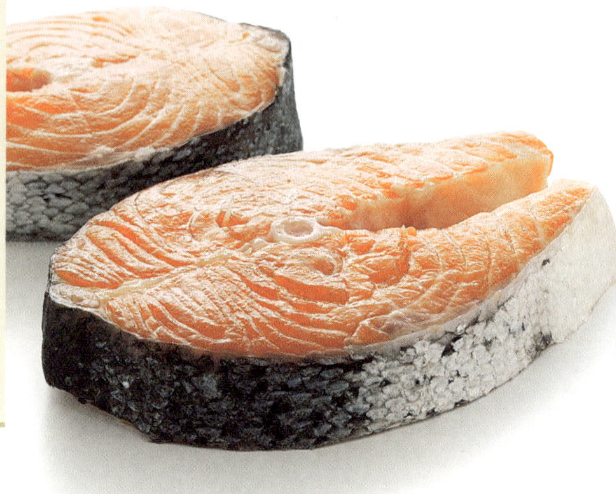

070

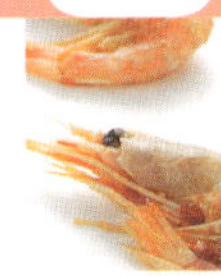

Garnelen

Garnelen sind reich an B-Vitaminen und Mineralien, die dem Körper helfen, jung zu bleiben.

Das in Garnelen enthaltene Vitamin B12 ist für die Gehirnfunktionen wichtig und bekämpft Müdigkeit, während Vitamin B3 das Erinnerungsvermögen stärkt. Selen wirkt Krebserkrankungen vor, ist wesentlich für die Herzfunktionen und hilfreich gegen Fältchen. Jod ist für die Schilddrüsenfunktion unerlässlich; Calcium stärkt die Knochen. Und nicht zuletzt ist hier Zink zu erwähnen: Es stärkt das Immunsystem und die Zeugungsfähigkeit.

NÄHRSTOFFE

B-Vitamine; Calcium, Jod, Kalium, Magnesium, Phosphor, Selen, Zink; Protein

GARNELENPÜREE

450 g Garnelen, gekocht und ausgelöst
3 EL Butter
3 EL Frischkäse
1 EL saure Sahne
2 Tropfen Tabasco
½ TL Muskatnuss
1 Knoblauchzehe, zerdrückt
1 EL Zitronensaft
Salz und Pfeffer

Alle Garnelen (bis auf eine) mit den anderen Zutaten in einen Mixer geben und fein pürieren. Das Püree auf einen Servierteller geben und mit der ganzen Garnele garnieren. Mit Toastdreiecken servieren.

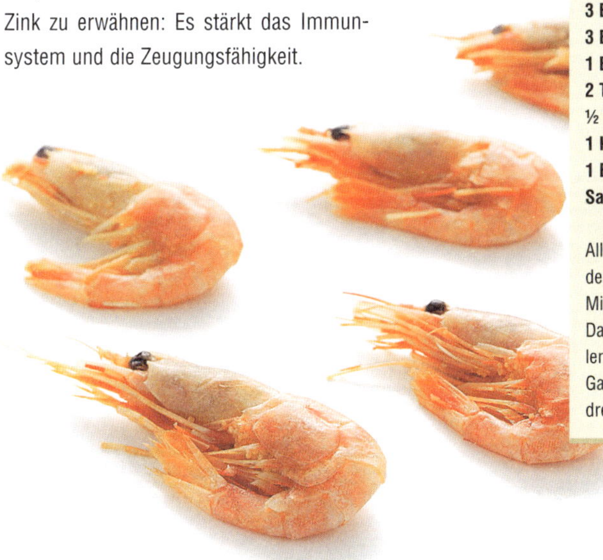

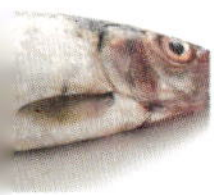

Hering

NÄHRSTOFFE
B-Vitamine, Vitamine A, D, E; essenzielle Omega-3-Fettsäuren; Protein

EINGELEGTER HERING

185 ml Wasser
185 ml Weißweinessig
2 Knoblauchzehen
¼ TL Dillsamen
80 g Haushaltszucker
900 g Salzheringsfilet
1 rote Zwiebel, in Ringen

Wasser, Essig, Gewürze und Zucker zum Kochen bringen und verrühren, bis sich der Zucker aufgelöst hat. Abkühlen lassen. Den Hering in etwa 2,5 cm große Stücke zerteilen und die Gräten entfernen. Den Hering und die Zwiebelringe abwechselnd in 2 großen Glasgefäßen aufschichten. Mit der Marinade übergießen. Mindestens 3 Tage bis zum Verzehr ziehen lassen. Bis zu 3 Wochen haltbar.

Mit einem Anteil von 20 Prozent an essenziellen Fettsäuren ist der Hering ein „Anti-Aging-Fisch".

Beim Kauf von Räucherhering auf Fisch ohne Farbstoffe achten, um chemische Zusätze zu vermeiden.

Mit seinen Omega-3-Fettsäuren verfügt der Hering über äußerst entzündungshemmende Eigenschaften, wodurch Arthritis vorgebeugt oder gelindert, das Risiko an Herz-Kreislauf-Erkrankungen gemindert und das Gedächtnisvermögen verbessert wird. Das reiche Vorkommen an Zink stärkt das Immunsystem. Der Hering steckt zudem voller Proteine und Vitamine, darunter die fettlöslichen Vitamine A, D und E sowie wasserlösliche B-Vitamine.

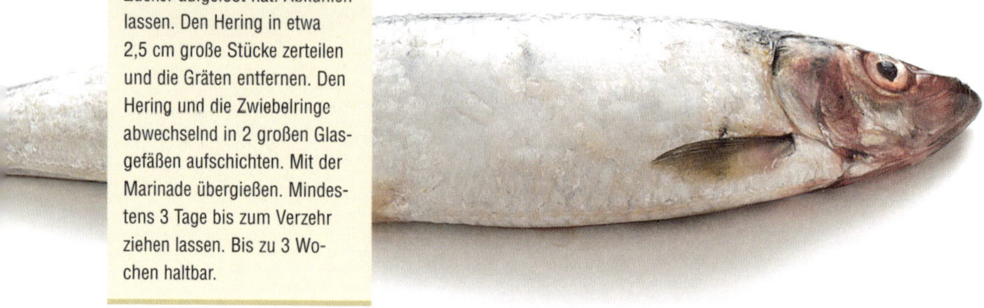

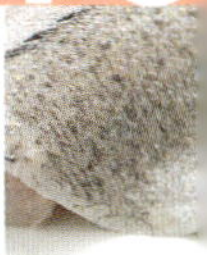

Schellfisch

Der zur Familie der Dorsche gehörende Schellfisch trumpft mit zahlreichen Nährstoffen auf.

Der Schellfisch ist Lieferant verschiedener B-Vitamine, die die Leistungsfähigkeit des Gehirns steigern und Müdigkeit bekämpfen. Der überdurchschnittlich hohe Gehalt an Folsäure beugt durch Senkung des Homocysteinspiegels Herzkrankheiten, Diabetes und Osteoporose vor. Der Folsäure werden auch krebsvorbeugende Eigenschaften nachgesagt. Der Schellfisch enthält große Mengen an Jod, das für die Bildung der Schilddrüsenhormone erforderlich ist. Das ebenfalls in dem Fisch vorkommende Zink steigert die Immunabwehr, der Schwefel pflegt die Haut, das Calcium stärkt die Knochenfestigkeit und verhindert das Auftreten von Krankheiten wie Osteoporose.

NÄHRSTOFFE

B-Vitamine, Folsäure; Calcium, Jod, Schwefel, Zink; essenzielle Fettsäuren; Protein

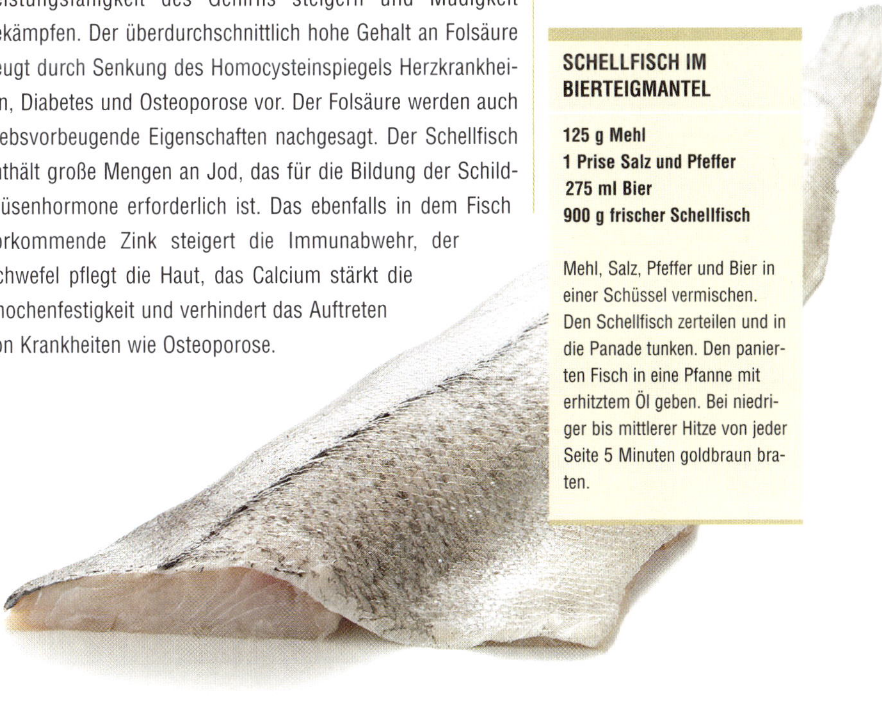

SCHELLFISCH IM BIERTEIGMANTEL

125 g Mehl
1 Prise Salz und Pfeffer
275 ml Bier
900 g frischer Schellfisch

Mehl, Salz, Pfeffer und Bier in einer Schüssel vermischen. Den Schellfisch zerteilen und in die Panade tunken. Den panierten Fisch in eine Pfanne mit erhitztem Öl geben. Bei niedriger bis mittlerer Hitze von jeder Seite 5 Minuten goldbraun braten.

073

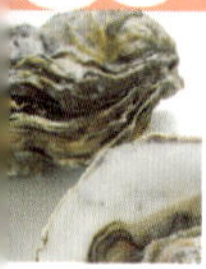

Austern

NÄHRSTOFFE

Vitamine B3, B12, D, E; Calcium, Eisen, Magnesium, Selen, Zink

Die für ihre aphrodisierende Wirkung bekannte Auster steckt voller Vitamine und Mineralien.

Austern sind reich an den Vitaminen B3 und B12, die Gedächtnisverlust entgegenwirken. Zink sorgt für eine erhöhte Abwehrfunktion gegen Krankheiten, die Aufrechterhaltung eines jugendlichen Hautbildes und bietet Schutz vor Haarausfall. Vitamin E in den Austern ist gut für die Haut, wendet Herzkrankheiten sowie Arthritis ab und ist förderlich für die Gesunderhaltung von Knochen und Zähnen. Das in dem Schalentier in hoher Konzentration vorkommende Eisen bekämpft Anämie.

AUSTERNCREME-SUPPE

1 kg Austern, ohne Schale
450 ml Gemüsefond
Salz
weißer Pfeffer
900 ml Milch
225 ml Sahne
1 EL Kartoffelstärke
ein bisschen Butter

Die Austern in dem Fond in einem Topf ca. 30 Minuten kochen. Das Wasser abgießen; dann Salz, Pfeffer, Milch und Sahne dazugeben. Auf kleiner Flamme 2 Minuten köcheln lassen. Die Kartoffelstärke mit der Butter vermischen, in den Topf geben und unter Rühren eindicken lassen. Anschließend servieren.

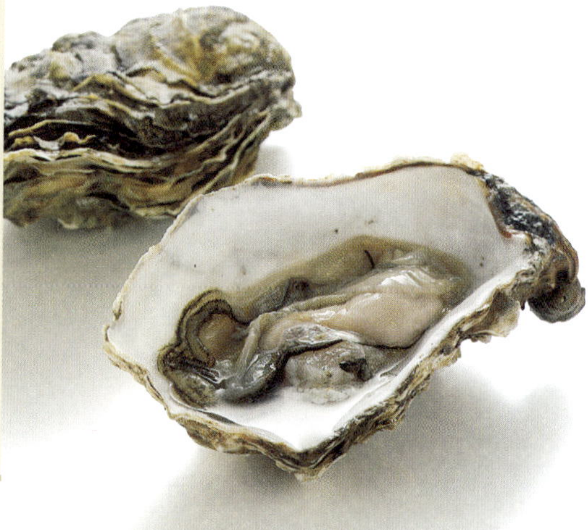

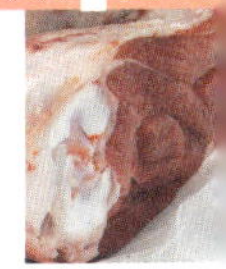

Lammfleisch

Mageres Lammfleisch ist eine ausgezeichnete Quelle an Protein und leicht aufnehmbarem Eisen.

NÄHRSTOFFE
B-Vitamine; Eisen, Schwefel, Selen; Protein

Lammfleisch bietet eine hohe Konzentration an Proteinen, die wichtig für die Regeneration von alternden Zellen sind, sowie B-Vitamine, wie Vitamin B12, das wesentlich zu einem gesunden Herzen beiträgt. Das leicht aufnehmbare Eisen in dem Fleisch ist ein grundlegender Wirkstoff zur Vorbeugung von Anämie. Das Selen schützt die Augen vor Krankheiten und das Herz vor Herzmuskelschäden. Zu einem weiteren Inhaltsstoff des Lammfleischs zählt Schwefel, der kräftige Haare und feste Nägel begünstigt.

Lammfleisch kann Wachstumshormone enthalten. Achten Sie daher auf ökologische Freilandhaltung.

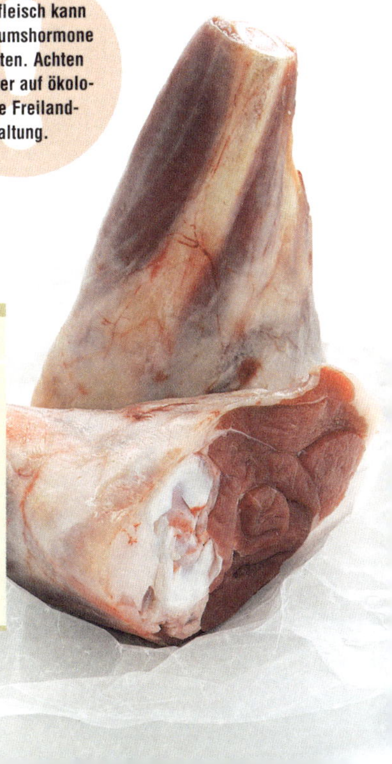

LAMMKEULEN IN TOMATEN-ORANGEN-SAUCE

4 Lammkeulen
450 g passierte Tomaten
250 ml Wasser
1 EL Knoblauch, zerdrückt
Schale und Saft von 1 Orange
2 EL frische Minze, fein geschnitten

Einen Topf einfetten. Das Lamm hineingeben und ca. 10 Minuten von allen Seiten anbraten, dabei wenden. Tomaten, Wasser, Knoblauch, Orangenschale und -saft zufügen. Abdecken und 2–3 Stunden köcheln lassen. Minze einrühren und servieren.

075

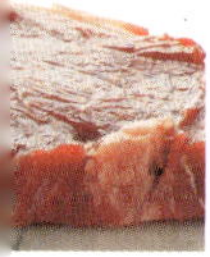

Rindfleisch

NÄHRSTOFFE
Vitamin B12; Eisen, Schwefel, Zink; konjugierte Linolensäure; Protein

Rindfleisch liefert viele Nährstoffe, insbesondere Eisen, das den Sauerstoffspiegel im Blut erhöht.

Rindfleisch enthält zahlreiche Proteine und B-Vitamine, darunter Vitamin B12, das Müdigkeitserscheinungen und Gedächtnisverlust vorbeugt. Das reiche Vorkommen an Eisen wehrt Krankheiten wie Anämie und vorzeitigen Haarausfall ab. Das Fleisch von Weiderindern aus Freilandhaltung ist reich an wertvoller konjugierter Linolensäure. Der ebenfalls enthaltene Schwefel wird für gesunde Haare und Nägel benötigt.

ASIATISCHES RINDFLEISCH

4 EL Sojasauce
2 EL dunkles Sesamöl
900 g Beefsteak, in Scheiben
4 Knoblauchzehen
2 EL frischer Ingwer, gehackt
¼ TL Chiliflocken
2 rote Paprika, in Ringen

Die Sojasauce und die Hälfte des Öls vermischen und über das Rindfleisch gießen. Das restliche Öl erhitzen, Knoblauch, Ingwer und Chiliflocken dazugeben und kurz andünsten. Die Paprika hinzufügen und 2 Minuten mitdünsten. Die Pfanne vom Herd nehmen, das Rindfleisch hinzugeben und 3–4 Minuten braten. Gemüse, Wasser und Öl zugeben und erneut erhitzen.

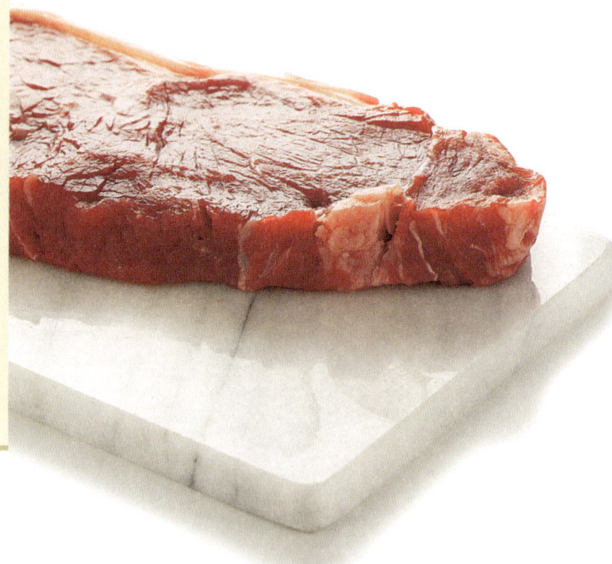

076

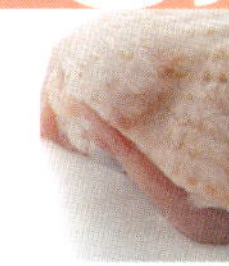

Hühnchen

Hühnchenfleisch enthält viele gesunde Nährstoffe.

Hühnchen ist ein wichtiger Proteinlieferant und trägt zu Wachstum und Regeneration der Körperzellen bei. Ohne Haut ist es ein fettarmes Nahrungsmittel. Durch das Selen haben Falten keine Chance; Haare erstrahlen in neuem Glanz. Eisen und Zink verleihen dem Körper Energie und stärken die Abwehrkräfte. Dabei enthalten Keule und Schenkel im Gegensatz zur Brust, die allerdings viel Vitamin B6 zum Schutz des Herzens bietet, die zweifache Menge der beiden Spurenelemente.

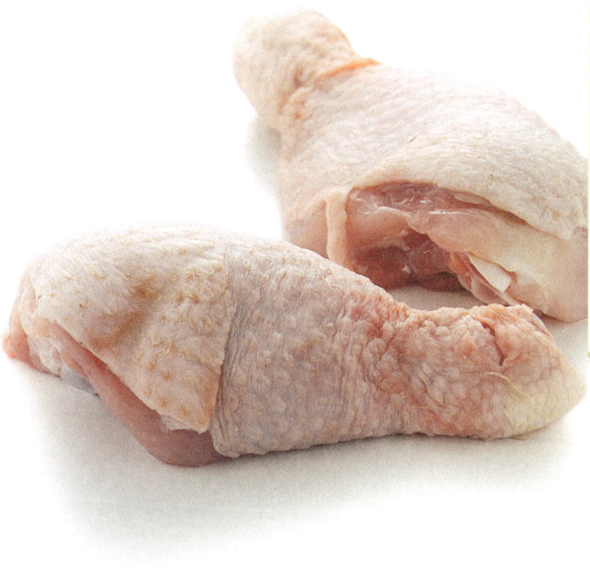

NÄHRSTOFFE
Vitamine B3, B6; Eisen, Kalium, Selen, Zink; Protein

SÜSS-SAURE HÄHNCHENSCHENKEL

8 Hähnchenunterschenkel, ohne Haut
4 EL flüssiger Honig
2 EL Sesamöl
90 ml Sojasauce
4 EL Zitronensaft
4 TL Körnersenf

Den Ofen auf 200 °C vorheizen. Die Hähnchenschenkel in eine Auflaufform geben und mit der Gabel einstechen. Honig, Sesamöl, Sojasauce, Zitronensaft und Senf vermischen und über das Hähnchen geben. 25–30 Minuten backen. Warm oder kalt servieren.

077

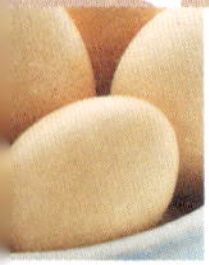

Eier

NÄHRSTOFFE
Vitamine A, B, D, E, Lutein; Selen, Zink; Cholin, Lecithin, Zeaxanthin; Protein

EIGELB-MASKE
Für die Hautpflege

1 EL Honig
1 großes Eigelb
1 TL Kartoffelstärke

Alle Zutaten in einer Schüssel verrühren, bis eine feine Paste entsteht. Gleichmäßig auf Gesicht und Halspartie auftragen und 20 Minuten einwirken lassen. Mit klarem Wasser abspülen und mit Wattepads trockentupfen. Zwei- bis dreimal pro Woche mit jeweils einer neuen Maske anwenden.

Sowohl Eiweiß als auch Eigelb sind vortreffliche Helfer, wenn es um Anti-Aging-Nährstoffe geht.

Eier enthalten alle acht essenziellen Aminosäuren, die wichtige Bausteine für den ganzen Körper sind. Davon profitieren nicht nur Haut und Haare, sondern auch Knochen und Muskeln.

VOLL MIT VITAMINEN

Eier sind eine ausgezeichnete Quelle an Zink sowie für die Vitamine A, B, D und E. Zink stärkt die Abwehrkräfte des Körpers und ist notwendig für die Produktion von Kollagen, das für eine gesunde, straffe Haut erforderlich ist. Vitamin A fördert die Sehkraft, Vitamin D starke Knochen und Vitamin E die Herzfunktionen. Eier enthalten auch Selen, das das Immunsystem jung hält und Herzbeschwerden vorbeugt.

FUTTER FÜRS GEHIRN

Aufgrund ihres Gehalts an Lecithin sind Eier wahres Futter fürs Gehirn. Nicht nur das Erinnerungsvermögen und die Konzentrationsfähigkeit werden gestärkt, Lecithin ist auch für einen ausgeglichenen emotionalen Haushalt notwendig. Eigelb ist eine unersetzliche Quelle an Cholinen, die die Zellmembranen bilden und Fette in Acetylcholine umwandeln.

ANGST VOR CHOLESTERIN?

Viele Menschen sorgen sich wegen des hohen Cholesterinanteils in Eiern. Tatsächlich sind von den 5 Gramm Fett, die in einem Ei enthalten sind, das meiste einfach ungesättigte Fettsäuren, genau die Art also, die vorbeugend gegen Herzkrankheiten wirkt.

Sowohl Eiweiß als auch Eigelb können wegen ihrer adstringierenden Wirkung in Gesichtsmasken verwendet werden.

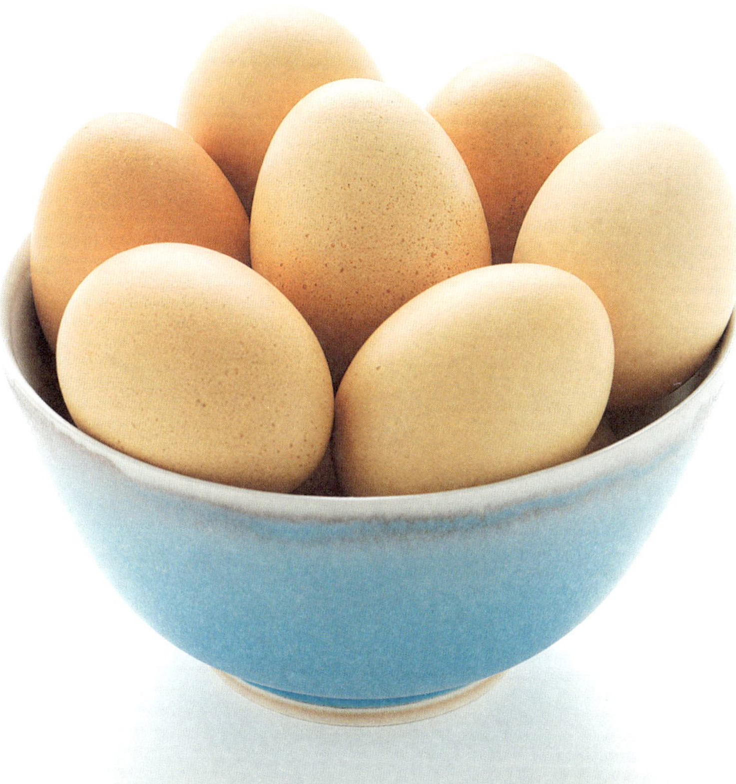

078

NÄHRSTOFFE
Vitamine B12, E; Calcium, Kalium

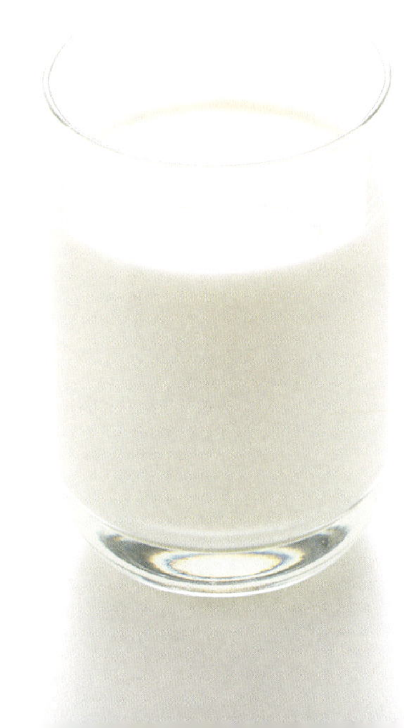

Milch

Milch stärkt die Knochen und beugt Herzkrankheiten vor.

> **Wenn Sie Milch nicht pur mögen, können Sie sie in Gerichten verwenden, um Ihren Tagesbedarf zu decken.**

Der Calcium-Anteil in der Milch stärkt den Knochenbau und beugt Osteoporose vor. Studien haben bewiesen, dass Calcium blutdruck- und cholesterinspiegelsenkend wirkt. Milch enthält zudem viel Vitamin B12, das wichtig für das Erinnerungsvermögen und gut bei Hörbeschwerden und Erschöpfungszuständen ist. Vitamin E dagegen ist gut für die Augen, die Haut und das Immunsystem. Kalium beugt Herzkrankheiten vor. Entrahmter Milch sagt man darüber hinaus auch krebsvorbeugende Eigenschaften nach.

MINZE-MILCH-BAD *Für die Hautpflege und gegen vorzeitige Hautalterung*

125 g Stärkemehl
250 g Trockenmilchpulver
4 TL Minzblätter, zerkleinert
100 g Meersalz

Alle Zutaten in einen verschließbaren Behälter füllen und gut durchschütteln. Jeweils 1 Tasse zum Badewasser hinzufügen. Für einen optimalen Effekt sollte die Badedauer 15 Minuten betragen.

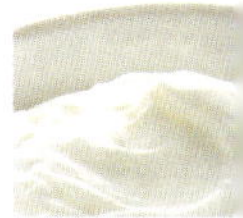

Bio-Joghurt

Mit ein wenig probiotischen Bakterien verfeinert, bekämpft Bio-Joghurt Alterserscheinungen.

Die Bakterienstämme *Lactobacillus casei* sowie *Bifidobacterium animalis* sorgen für eine ausgewogene Darmflora und steigern die Abwehrkräfte. Außerdem senken sie den Cholesterinspiegel und beugen Herzkrankheiten vor. Joghurt ist reich an Proteinen und Calcium, beides unabdingbar für starke Knochen, Muskeln und Nerven. Der Vitamin-B-Anteil steigert die Energie und sorgt für ein ausgeglichenes Nervensystem.

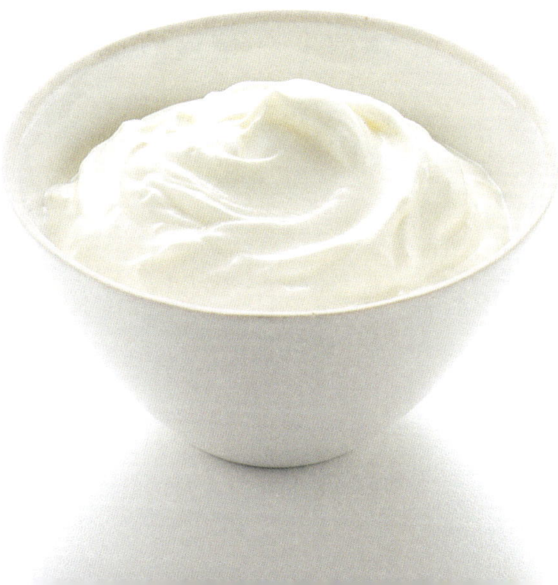

NÄHRSTOFFE

Vitamine A, B, C; Calcium, Eisen, Kalium, Natrium, Phosphor; Protein

REINIGUNGSLOTION AUS JOGHURT UND ZITRONE

2 TL Bio-Joghurt
1 EL Zitronensaft

Die Zutaten in einer kleinen Schüssel vermischen und auf Gesicht und Hals auftragen, 10 Minuten einwirken lassen. Mit warmen Wasser abspülen und trockentupfen. Die Mixtur ist nicht nur eine Reinigungslotion, sondern wirkt kühlend und erfrischend und verhilft der Haut zu einem ausgeglichenen pH-Wert. Die Laktose im Joghurt sorgt darüber hinaus für eine glänzende Haut.

080

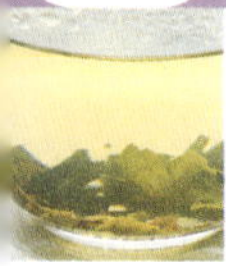

Grüner Tee

NÄHRSTOFFE
Vitamine E, K; Bioflavonoide

PFIRSICH-GRÜNTEE-KOMPOTT

2 reife Pfirsiche, entkernt, geschält und in Scheiben
1½ l kaltes Wasser
6 Teebeutel grüner Tee
Honig, zum Abschmecken
Minzzweige

Die Pfirsiche in einen Topf geben, Wasser zugießen und zum Kochen bringen. Die Teebeutel in einen großen Krug hängen; dann das Wasser mit den Pfirsichen dazugießen.
6 Minuten ziehen lassen und nach Belieben Honig einrühren. Abkühlen und im Kühlschrank aufbewahren. Den Tee mit den Pfirsichscheiben in Gläser füllen und mit der Minze garniert servieren.

Durch den hohen Gehalt an Bioflavonoiden neutralisiert grüner Tee die durch freie Radikale verursachten Schäden.

Das wohl beliebteste Getränk der Welt wird nach dem Pflücken leicht gedämpft und nicht wie schwarzer Tee getrocknet. Man schätzt grünen Tee aufgrund seiner Anti-Aging-Wirkstoffe.

MEDIZINISCHE WIRKUNG

Grüner Tee weist Phenolverbindungen auf, die eine Stärkung der Blutgefäße bewirken. Daher wird er zur Behandlung von verschiedenen Beschwerden, wie Besenreisern und Krampfadern oder aber kalten, schlecht durchbluteten Händen und Füßen, eingesetzt. Der hohe Anteil an Vitamin E aktiviert die Abwehrkräfte, sorgt für eine gesunde, strahlende Haut und bietet Schutz für Augen und Herz. Die Tannine im grünen Tee sind bei vielen Augenbeschwerden nützlich, da sie entzündungshemmend wirken und bei geschwollenen Augen helfen.

WERTVOLLE ANTIOXIDANTIEN

Die im grünen Tee vorkommenden Bioflavonoide bieten ausgezeichneten Schutz vor Herz- und Kreislaufbeschwerden, senken das Krebsrisiko und halten die Augen gesund. Bioflavonoide regen überdies den Stoffwechsel an und unterstützen bei der Gewichtsabnahme.

GUT FÜRS HERZ

Grüntee senkt die Werte des schädlichen LDL-Cholesterins und hebt gleichzeitig den Spiegel des „guten" HDL-Cholesterins.

Eine Tasse grüner Tee ist am wirkungsvollsten, wenn der Tee mindestens 3 Minuten gezogen hat.

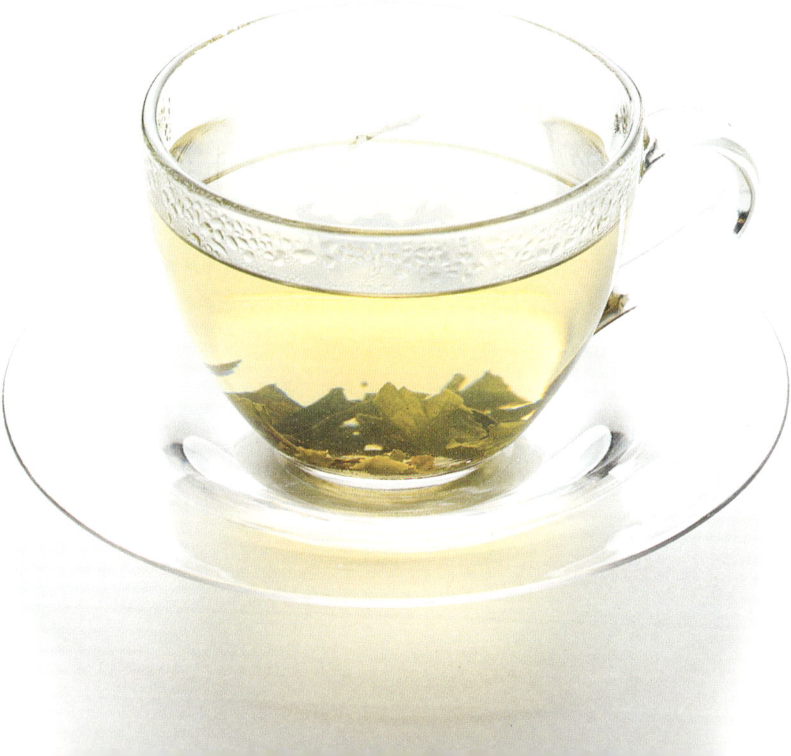

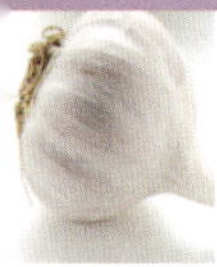

Knoblauch

NÄHRSTOFFE
Vitamine B6, C; Calcium, Schwefel; S-Allylcystein

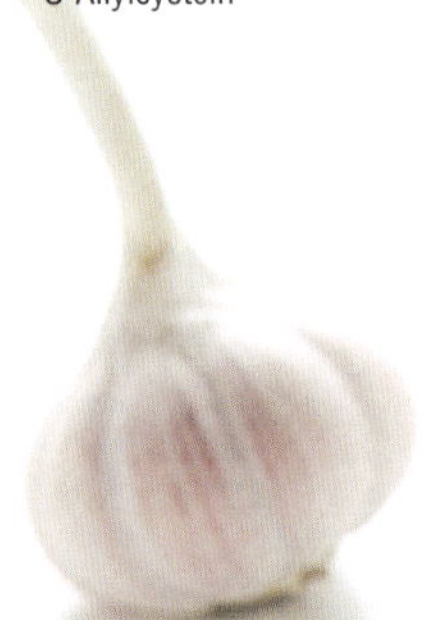

Knoblauch trumpft durch seine antiviralen, herzschützenden Eigenschaften auf.

Knoblauch enthält die Schwefelverbindung Allicin, die beim Zerdrücken des Knoblauchs freigesetzt wird und den Abbau von Cholesterin verursacht, die Triglyceridwerte senkt, die Leber entgiftet und entzündungshemmend wirkt. Der Schwefel begünstigt die Bildung neuer Zellen und verleiht Haut, Nägeln und Haaren ein jugendliches Aussehen und bekämpft Cellulitis. Ein weiterer Bestandteil des Knoblauchs ist das S-Allylcystein, das krebshemmende Eigenschaften aufweist. Knoblauch stärkt auch effizient das Immunsystem.

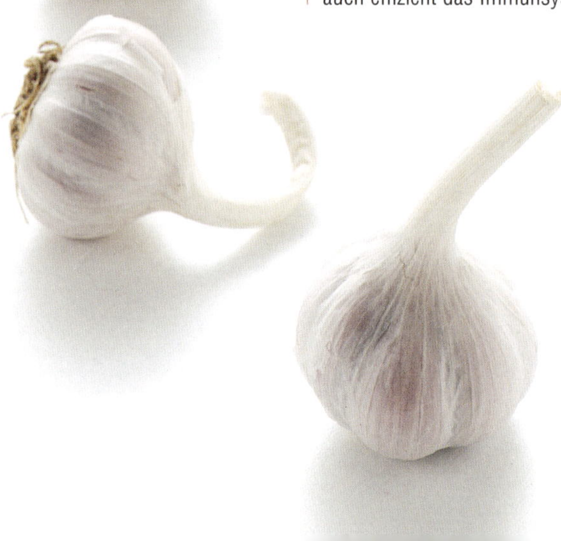

KNOBLAUCH-BADEZUSATZ

Zur Linderung von Arthritis

1 große Knoblauchknolle

Den Knoblauch zerdrücken und in das Badewasser geben. Das Bad mindestens 15 Minuten genießen, damit sich die entzündungshemmende Wirkung voll entfalten kann.

082

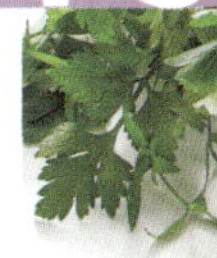

Petersilie

Petersilie bietet eine Reihe verjüngender Nährstoffe und gilt als Naturheilmittel.

Petersilie ist unter den Kräutern die beste Quelle für das Mineral Kalium, das blutdrucksenkend wirkt. Kalium regt die Nieren zur Ausscheidung von Abfallstoffen an. Petersilie besitzt entzündungshemmende Eigenschaften, wodurch Arthritis vorgebeugt wird. Der reiche Vitamin-A-Gehalt ist gut für die Augen, während Magnesium und Calcium förderlich für die Knochen und das Nervensystem sind. Das reiche Vorkommen von Mangan stärkt das Erinnerungsvermögen, Eisen bekämpft Müdigkeit und Vitamin C mobilisiert das Immunsystem.

NÄHRSTOFFE

Vitamine A, B, C; Calcium, Eisen, Kalium, Kupfer, Magnesium

Kalium wird beim Kochen zerstört. Für den Erhalt der wichtigen Nährstoffe sollte Petersilie roh verzehrt werden.

PETERSILIEN-MASKE

Zur Straffung und Pflege der Haut

1 EL Petersilie, fein gehackt
1 EL Honig
1 EL frische Milch

Alle Zutaten zu einer feinen Paste vermischen. Auf das Gesicht auftragen und 20 Minuten einwirken lassen. Mit warmem Wasser abspülen und trockentupfen.

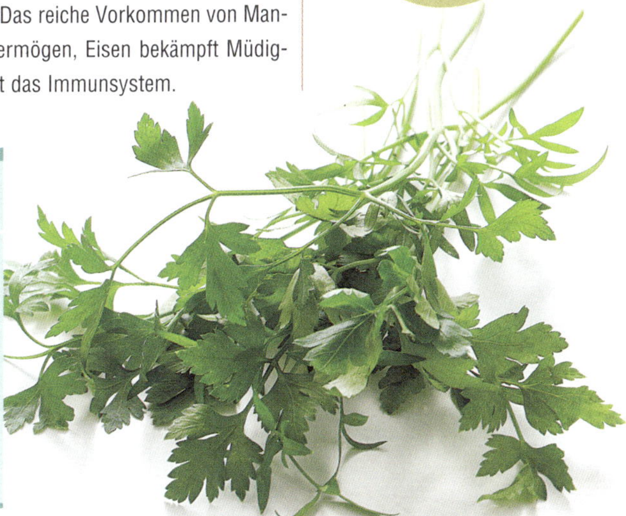

083

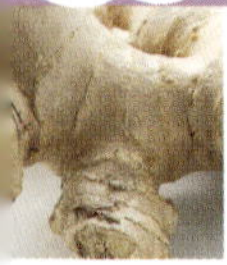

Ingwer

NÄHRSTOFFE
Vitamine B6; Kalium, Kupfer, Magnesium, Mangan; Gingerol

Ingwer sorgt für eine reibungslose Verdauung und ist ein ausgezeichneter Entzündungshemmer.

Ingwer schützt das Verdauungssystem vor vorzeitiger Alterung und begünstigt die Aufnahme von Nährstoffen. Durch Stimulation der Zellen der Bauchspeicheldrüse und Senkung des Cholesterinspiegels beeinflusst die Wurzel den Blutzuckerspiegel. Da Ingwer als entzündungshemmend gilt, ist er unter den Kräutern das bevorzugte Heilmittel bei der Behandlung von Arthritis. Der aktive Hauptbestandteil der Wurzel ist Gingerol. Ingwer fördert außerdem die Durchblutung.

INGWER-BIER

2 l stilles Mineralwasser
250 g Zucker
¼ TL Trockenhefe
Saft von 1 Zitrone
1½–2 EL Ingwer, gerieben

Das Wasser aus der Flasche in einen Behälter umgießen. Den Zucker durch einen Trichter in die leere Flasche füllen, dann die Hefe zufügen. Zitronensaft und Ingwer miteinander vermischen. Die Mischung anschließend durch den Trichter in die Flasche gießen. Das Wasser zufügen (2,5 cm bis zum Füllstand der Flasche aussparen). Schütteln und an einem warmen Ort 24–48 Stunden aufbewahren, dann über Nacht kühl lagern. Durch ein Sieb in Gläser füllen und servieren.

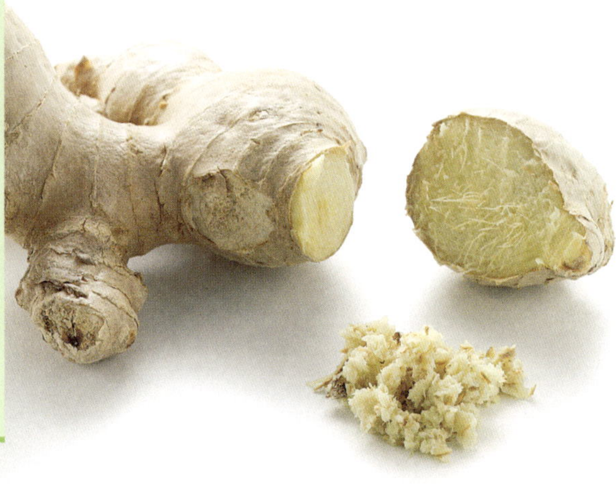

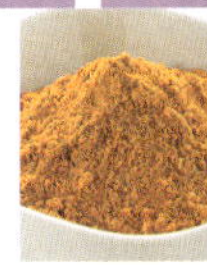

Kurkuma

Die kräftig-gelbe Kurkumawurzel verfügt über zahlreiche Anti-Aging-Wirkstoffe.

Kurkuma verdankt ihre Bekanntheit ihren entzündungslindernden Eigenschaften. Der Bestandteil Kurkumin ist überaus effektiv im Kampf gegen freie Radikale und schützt und pflegt daher Haut, Augen und Haare. Kurkumin wirkt außerdem antibakteriell, krebsvorbeugend und cholesterinsenkend. Darüber hinaus hemmt es die Blutgerinnung und reduziert dadurch das Risiko von Herzkrankheiten. Untersuchungen haben belegt, dass Kurkumin auch die Gedächtnisleistung verbessert.

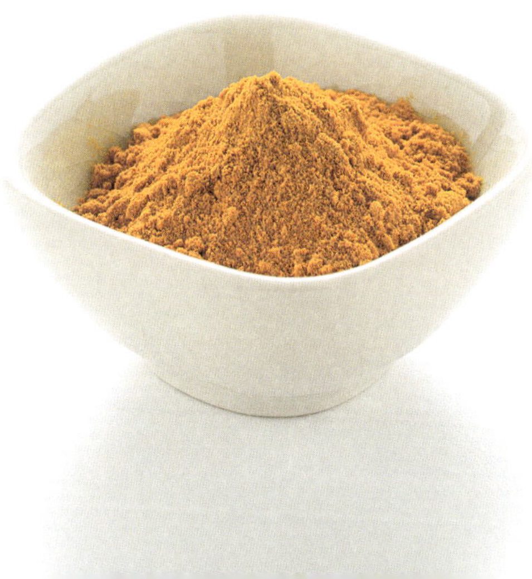

NÄHRSTOFFE
Vitamine A, C; Kurkumin; Eisen

Kurkuma sollte lichtgeschützt aufbewahrt werden, da die Wirkstoffe sonst zerfallen.

WOLFSBARSCH IN KURKUMA-LIMETTEN-SAUCE

1 TL Salz
Saft von 1 Limette
1 TL Kurkuma
4 Wolfsbarschfilets
3 EL Pflanzenöl

Salz, Limettensaft und Kurkuma vermischen. Die Wolfsbarschfilets damit einreiben. Das Öl erhitzen, die marinierten Filets hineingeben und 2–3 Minuten von jeder Seite braten. Mit Dal (ein indisches Linsengericht) servieren.

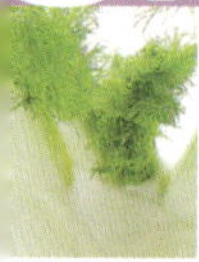

Fenchel

NÄHRSTOFFE
Vitamin C, Folsäure; Kalium; Phytonährstoffe; Ballaststoffe

Vor allem in der französischen und italienischen Küche ist Fenchel verbreitet.

Aufgrund seiner Phytonährstoffe, darunter Rutin, Quercetin und Anethol – Hauptbestandteile ätherischer Öle – lindert Fenchel Entzündungen, wie z. B. bei der Gelenkerkrankung Arthritis. Vitamin C sorgt für die reibungslose Funktion des Immunsystems, schützt das Gehirn und verlangsamt den Alterungsprozess der Arterien. Der hohe Ballaststoffgehalt wirkt bei der Senkung des Cholesterinspiegels unterstützend. Folsäure ist ein Vitamin, das das Risiko von Herzkrankheiten verringert.

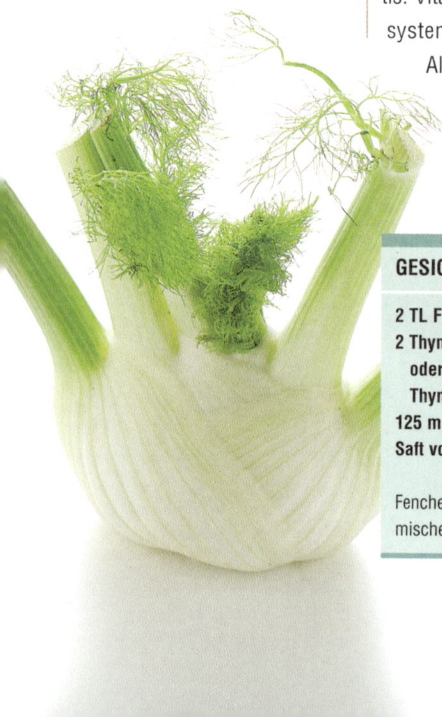

GESICHTSWASSER *Zur Reinigung und Straffung der Haut*

2 TL Fenchelsamen, zerdrückt
2 Thymianzweige, gehackt, oder ½ TL getrockneter Thymian
125 ml kochendes Wasser
Saft von ½ Zitrone

Fenchelsamen und Thymian vermischen und mit dem kochenden Wasser übergießen. Zitronensaft dazugeben und 15 Minuten ziehen lassen. Abseihen und abkühlen lassen. In einem Behälter abgedeckt kühl stellen. Jeden Morgen mit einem Wattepad auf Gesicht und Hals auftragen, anschließend mit warmem Wasser abspülen.

086

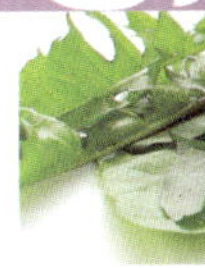

Löwenzahn

Löwenzahn befreit den Körper von altersbeschleunigenden Giftstoffen.

Aufgrund seiner entgiftenden Eigenschaften ist Löwenzahn hilfreich bei der Behandlung von Wassereinlagerungen und bei der Gewichtsabnahme. Betacarotin und Lutein machen ihn zu einer wirkungsvollen Anti-Aging-Waffe. Vitamin A sorgt für gesunde Augen, während die B-Vitamine Nervensystem und Gehirn positiv beeinflussen. Vitamin C nimmt eine entscheidende Rolle bei der Immunfunktion ein und schützt das Herz. Die hohe Konzentration an Calcium begünstigt die Gesundheit der Knochen; Kupfer verhindert die Bildung von Krampfadern.

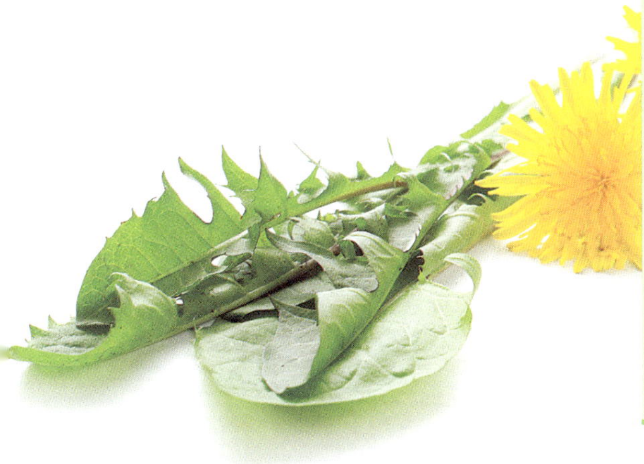

NÄHRSTOFFE
Vitamine A, B, C, D; Calcium, Eisen, Kalium, Kupfer

LÖWENZAHN-MANDARINEN-SALAT

3 EL natives Olivenöl extra
3 TL Apfelessig oder Zitronensaft
140 g Löwenzahnblätter
150 g Frühlingszwiebeln, in Ringen
6 hart gekochte Eier, in Scheiben
200 g Mandarinenscheiben
Löwenzahnblüten (nach Belieben)

Öl und Essig zu einem Dressing vermischen. Die Löwenzahnblätter und Zwiebeln mit dem Dressing anmachen. Den Salat auf 4 Tellern verteilen; mit den Eiern und Mandarinenscheiben belegen. Nach Belieben mit den Löwenzahnblüten garnieren.

087

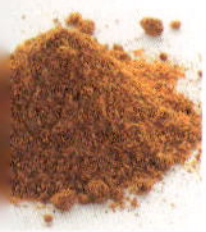

Cayennepfeffer

In der Küche scharf-würzig, heilsam bei äußerer Anwendung.

Cayennepfeffer ist reich an den Vitaminen A und C sowie B-Vitaminen. Daher fördert er die Gesunderhaltung sämtlicher Organe, angefangen bei den Augen über das Immunsystem, von der Haut bis hin zum Gedächtnis. Auch Calcium ist in großen Mengen vorhanden, wodurch Osteoporose vorgebeugt wird, während Kalium gut für das Herz ist. Der Inhaltsstoff Capsaicin wirkt schmerzlindernd, positiv auf das Herz-Kreislauf-System, verhindert Geschwüre und verleiht dem Cayennepfeffer seine entzündungshemmenden Eigenschaften.

NÄHRSTOFFE
Vitamine A, B, C; Calcium, Kalium, Mangan; Capsaicin; Ballaststoffe

WÄRMEWICKEL

Bei Gelenkentzündungen

225 g Bienenwachs
2 frische Cayennepfefferschoten oder 1 getrocknetes Cayennepfefferkorn
3 ml Johanniskrautextrakt

Bienenwachs schmelzen und den Cayennepfeffer dazugeben. 10 Minuten köcheln lassen und den Pfeffer entfernen. Johanniskraut einrühren. Die Mixtur in einen Eiswürfelbehälter füllen und einfrieren. Zur Anwendung 1 Würfel auftauen. Bienenwachs auf ein Tuch auftragen und mit dem aufgetauten Extrakt um die schmerzhafte Stelle wickeln. Mit Frischhaltefolie abdecken und 20 Minuten wirken lassen. Dreimal wöchentlich anwenden.

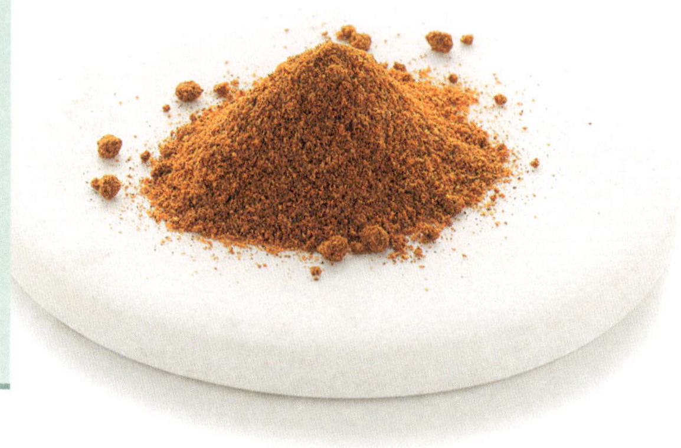

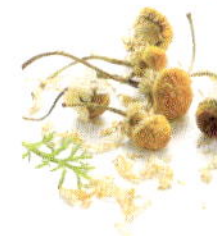

Kamille

Kamille ist ein bewährtes Mittel – unter anderem gegen Schlaflosigkeit und Verdauungsprobleme.

Kamille entspannt die gesamte Körpermuskulatur. Ihre Bitterstoffe regen den Gallenfluss, die Absonderung von Verdauungssäften sowie den Appetit an und schaffen Abhilfe bei einer stockenden Verdauung. Das Kraut wirkt beruhigend und ist entspannungs- und schlaffördernd. Bei äußerer Anwendung behandelt Kamille Gelenkentzündungen und steife Muskeln. Positiv sind auch die kosmetischen Vorteile: Als Inhaltsstoff in einer Gesichtscreme fördert sie einen strahlenden Teint. Als Haarspülung verleiht sie Haaren Weichheit und Glanz.

NÄHRSTOFFE
Flavonoide; Tannine

KAMILLE-HAARKUR

1 Handvoll Kamillenblüten
80 ml Olivenöl

Kamille und Öl in ein verschließbares Glas geben und schütteln. An einem sonnigen Platz ziehen lassen und mindestens einmal am Tag schütteln. Nach 2 Wochen die Kamille abseihen und wegwerfen. Je nach Haarlänge 2–4 Teelöffel auf die Haarspitzen auftragen, die Kopfhaut dabei auslassen. 10 Minuten einwirken lassen und dann die Haare mit Shampoo auswaschen.

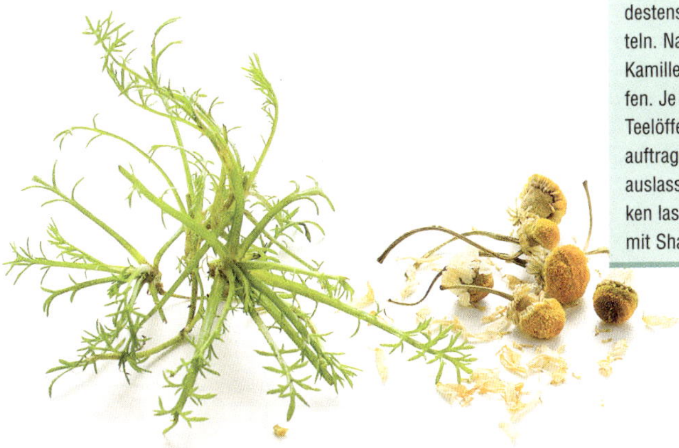

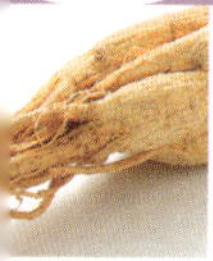

Ginseng

NÄHRSTOFFE
Cholin; Saponine

Die Chinesen schätzen Ginseng bereits seit 5000 Jahren als Mittel gegen die Spuren des Alterns.

Ginseng ist für seine leistungssteigernde Wirkung in physischer und geistiger Hinsicht bekannt. Er liefert wertvolle Energie und ist daher ideal für den Kampf gegen Müdigkeitserscheinungen. Außerdem werden ihm herzschützende Eigenschaften sowie Heilkräfte gegen Impotenz nachgesagt. Er enthält Cholin, das die Lern- und Gedächtnisfunktion beeinflusst. Ginseng enthält zudem Bestandteile mit östrogenen Eigenschaften, die Wechseljahresbeschwerden lindern.

WÜRZIGER GINSENG-EISTEE

2 l Wasser
8 Kardamomkapseln, zerdrückt
6 ganze Nelken
2 Zimtstangen
1 Sternaniskapsel
8 Ginseng-Teebeutel
60 ml Honig
Eiswürfel

Wasser, Kardamomkapseln, Nelken, Zimtstangen und Sternanis in einem Topf zum Kochen bringen. Vom Herd nehmen, die Teebeutel zufügen und 5 Minuten ziehen lassen. Teebeutel herausnehmen und den Honig einrühren, bis er sich vollständig aufgelöst hat. Den Tee in eine Kanne gießen, abkühlen lassen und im Kühlschrank aufbewahren. In Gläsern mit Eis servieren.

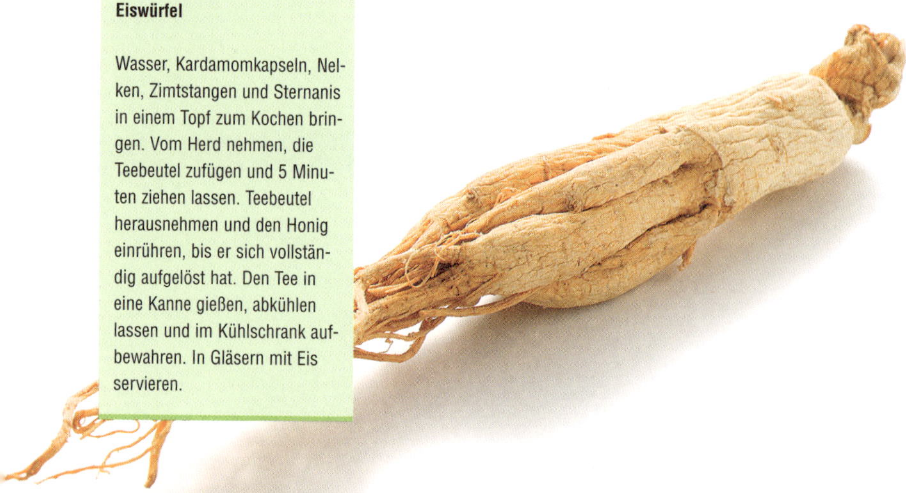

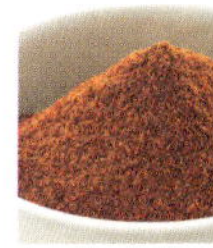

Paprikapulver

Paprika bringt den Kreislauf in Schwung.

Das Paprikapulver hat seine kräftige orangerote Farbe den Carotinoid-Pigmenten zu verdanken, die den Körper vor Schäden durch freie Radikale schützen. Das Gewürz ist besonders reich an Capsaicin, das für seine schmerzlindernden Eigenschaften und positiven Wirkungen auf das Herz-Kreislauf-System bekannt ist. Die entzündungshemmenden Wirkstoffe des Capsaicins machen Paprika zu einem Heilmittel zur Behandlung von Arthritis. Paprikapulver enthält viel Vitamin C, das zu einer jugendlichen Haut und einem starken Immunsystem beiträgt.

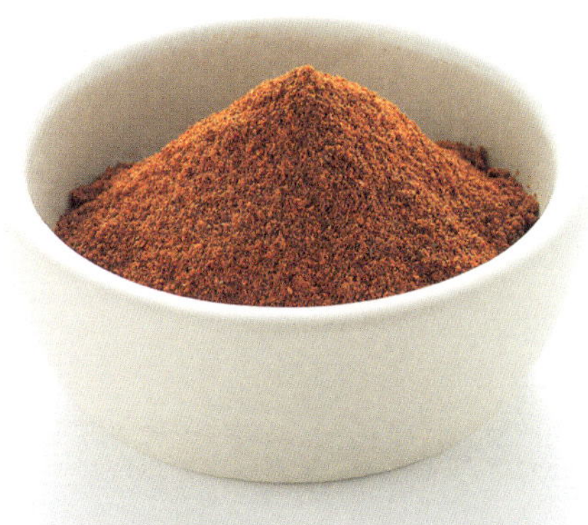

NÄHRSTOFFE

B-Vitamine, Vitamin C, Carotinoide; Capsaicin; Anthocyane

GEBRATENER KABELJAU MIT PAPRIKA

2 oder 3 Zwiebeln, in Ringen
1 TL Paprikapulver
60 g Butter
1,3 kg Kabeljaufilet, ohne Haut
Saft von 1 Zitrone
Salz und Pfeffer
1 Prise getrockneter Rosmarin
125 mg saure Sahne

Den Ofen auf 190 °C vorheizen. Zwiebeln und die Hälfte des Paprikapulvers in der Butter andünsten. Zitronensaft mit Wasser vermischen und den Kabeljau damit bepinseln. Den Fisch mit der restlichen Butter auf ein Backblech geben, mit Salz, Pfeffer, Rosmarin und dem restlichen Paprikapulver würzen. Mit der sauren Sahne bedecken und 30 Minuten backen.

091

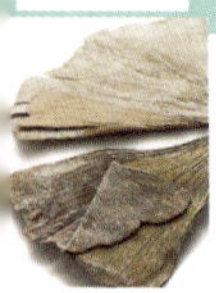

Ginkgo

NÄHRSTOFFE
Flavonoide

Der aus Ginkgo gewonnene Extrakt ist außergewöhnlich förderlich für die Gedächtnisleistung.

Mit zunehmendem Alter produziert unser Körper in der Regel weniger Neurotransmitter. Dadurch lässt die Gehirnaktivität nach und wir werden immer vergesslicher. Ginkgo steigert die Produktion des Neurotransmitters Dopamin und verbessert so die Fähigkeit des Gehirns zur Übermittlung von Informationen. Zudem fördert Ginkgo die Durchblutung des Gehirns sowie anderer Organe. Er ist reich an Flavonoiden, die das Krebsrisiko senken und den Körper vor Herzkrankheiten und Arthritis schützen.

GINKGO-ROSMARIN-TONIKUM

1 Handvoll getrocknete Ginkgoblätter
1 Handvoll getrockneter Rosmarin
Wodka (zum Aufgießen)

Ginkgoblätter in ein Glas füllen, mit dem Wodka aufgießen und verschließen. Die Prozedur mit dem Rosmarin in einem separaten Glas wiederholen. Die Gläser täglich schütteln. Nach 4 Wochen Ginkgo und Rosmarin abseihen und wegwerfen, die Tinkturen in 1 Flasche zusammengießen. ½–1 TL der Tinktur in eine Tasse heißes Wasser geben, umrühren und abkühlen lassen. Zwei- bis dreimal täglich einnehmen, vorzugsweise auf leeren Magen.

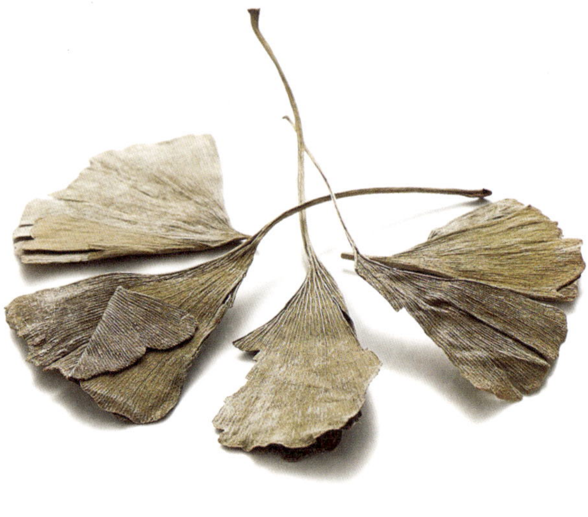

092

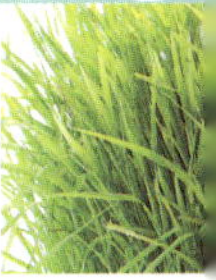

Weizengras

Das voller Nährstoffe steckende Weizengras gilt als Elixier der Jugend.

NÄHRSTOFFE
Vitamine A, B, C, E, K; Calcium, Kalium, Magnesium, Mangan, Phosphor, Selen, Zink; Chlorophyll

Weizengras enthält alle Vitamine außer Vitamin D. Aber auch Enzyme, Mineralien und Proteine sind vorhanden. Daher ist es förderlich für den gesamten Organismus. Weizengras soll Karies und grauen Haaren vorbeugen. Der hohe Chlorophyllgehalt regt die Blutproduktion an. Weizengras hilft dem Körper zudem, Giftstoffe abzutransportieren, die bei einer Ansammlung im Körper den Alterungsprozess beschleunigen.

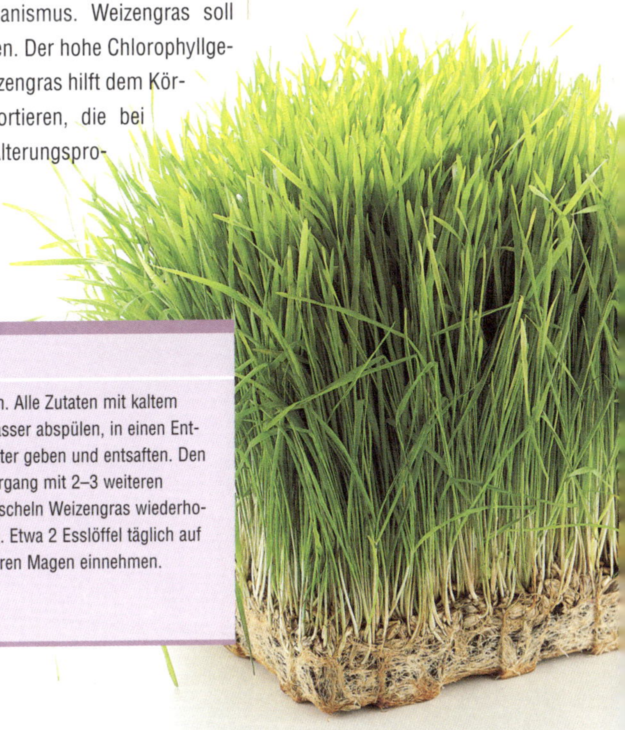

GRÜNER GARTEN-COCKTAIL

1 Schale frisches Weizengras
2 Stangen Sellerie
1 Handvoll Petersilie

Um das Weizengras zu ernten, ein Bündel Grashalme fest greifen und mit einem scharfen Messer oberhalb der Erde abschneiden. Alle Zutaten mit kaltem Wasser abspülen, in einen Entsafter geben und entsaften. Den Vorgang mit 2–3 weiteren Büscheln Weizengras wiederholen. Etwa 2 Esslöffel täglich auf leeren Magen einnehmen.

Wasser

NÄHRSTOFFE
Zahlreiche Mineralien und Spurenelemente, die sich je nach Wasserquelle unterscheiden.

ZITRONEN-MINZE-ERFRISCHUNG

1 Zitrone
1 Handvoll Minzblätter
500 ml Wasser

Die Zitrone in Scheiben schneiden und in einen Krug geben. Die Minzblätter vorsichtig zwischen den Handinnenflächen reiben, um sie leicht aufzurauen, und hinzugeben. Das Wasser einfüllen, abdecken und über Nacht stehen lassen. Am nächsten Tag die Zutaten abseihen und die Minze wegwerfen. Die Zitronenscheiben wieder in das Wasser legen und das Getränk in Gläser füllen.

Das revitalisierend wirkende Wasser ist unabdingbar für unsere Gesundheit und unser Überleben.

Wasser ist von zentraler Bedeutung für unser Wohlbefinden. Dies ist kaum überraschend, denn ein Mensch besteht zu 70 Prozent aus Wasser. Die meisten Menschen trinken jedoch nicht genügend, was eine Dehydrierung zur Folge hat.

LEBENSWICHTIG FÜR DEN KÖRPER

Wenn unser Körper nicht mit ausreichend Wasser versorgt wird, kann er Abfallprodukte nicht ausschwemmen, was zu Nierensteinen führen kann. Wasser ist unverzichtbar für die Durchblutung, die Verdauung und den Stoffwechsel. Es transportiert über das Blut Nährstoffe und Sauerstoff zu den Zellen und regt dabei die Organtätigkeit an. Außerdem schmiert es die Gelenke und hält geschmeidig und beweglich. Wir brauchen Wasser für neue Energie und sogar zum Atmen – unsere Lunge muss feucht sein, um Sauerstoff aufnehmen zu können. Auch ist eine erhöhte Wasserzufuhr erforderlich, um Wassereinlagerungen zu verhindern und Übergewicht zu bekämpfen.

HEILMITTEL FÜR DIE HAUT

Wasser reguliert und kontrolliert auch den natürlichen pH-Wert der Haut – es revitalisiert und entgiftet die Haut und versorgt sie mit Feuchtigkeit und Sauerstoff. Ohne Wasser wäre der Körper nicht in der Lage, schädigende Giftstoffe zu beseitigen, die sich im Gewebe festsetzen und zu einer Verschlechterung des Hautbildes führen. Wasser trägt außerdem zu gesundem Haar bei.

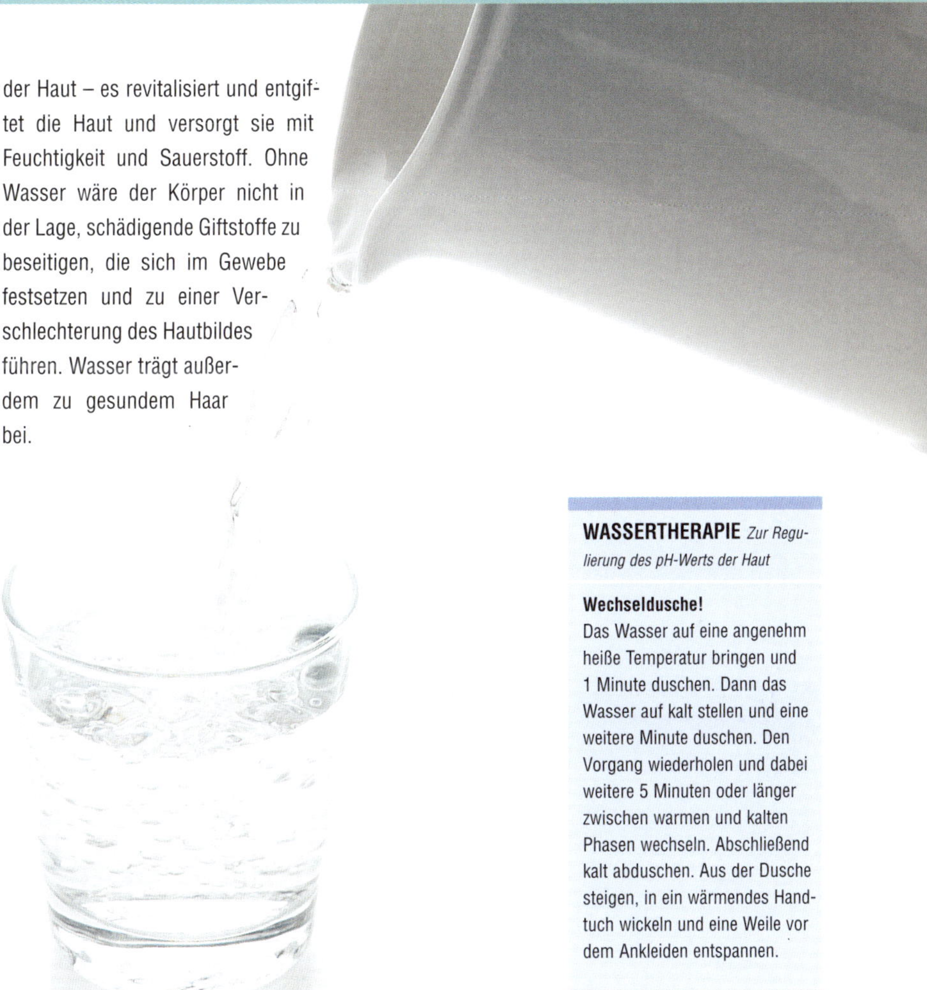

WASSERTHERAPIE *Zur Regulierung des pH-Werts der Haut*

Wechseldusche!

Das Wasser auf eine angenehm heiße Temperatur bringen und 1 Minute duschen. Dann das Wasser auf kalt stellen und eine weitere Minute duschen. Den Vorgang wiederholen und dabei weitere 5 Minuten oder länger zwischen warmen und kalten Phasen wechseln. Abschließend kalt abduschen. Aus der Dusche steigen, in ein wärmendes Handtuch wickeln und eine Weile vor dem Ankleiden entspannen.

094

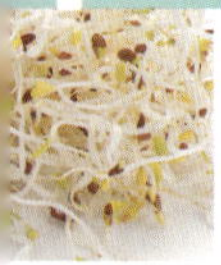

Alfalfasprossen

NÄHRSTOFFE
Vitamine A, B, C, E; Calcium, Kalium, Kieselerde, Magnesium, Phosphor, Zink; Chlorophyll

Alfalfasprossen sind leicht verdaulich und reich an Antioxidantien.

Das Sprossengemüse liefert riesige Mengen an Vitamin A für die Augen, B-Vitamine für das Nervensystem und die Gehirnleistung, Vitamin C für gute Abwehrkräfte und gesunde Augen sowie Vitamin E für Haut und Herz. Außerdem enthalten die Sprossen viel Calcium und Phosphor für die Knochen, Eisen zum Schutz vor Anämie, Magnesium und Kalium zur Bekämpfung von Herzkrankheiten, Zink zur Vermeidung vorzeitigen Haarausfalls und Kieselerde für eine strahlende Haut, starke Nägel und glänzende Haare.

VEGETARISCHE PITABROTE

1 Blumenkohl, gedämpft
¼ TL Senf
Saft von ½ Zitrone
½ TL Currypulver
1 Prise Salz
¼ TL gemahlener Kardamom
70 g Mayonnaise
4 Pitabrote
115 g Alfalfasprossen
3 Karotten, gerieben
2 Tomaten, in Scheiben

Den Blumenkohl zerdrücken und mit Senf, Zitronensaft, Currypulver, Salz, Kardamom und Mayonnaise vermischen. Kühl stellen. Die Pitabrote halbieren, die Mischung zwischen beiden aufteilen und die Sprossen, Karotten und Tomaten darübergeben.

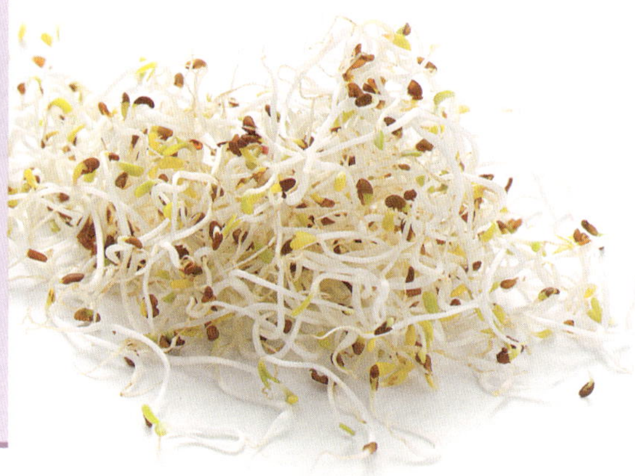

095

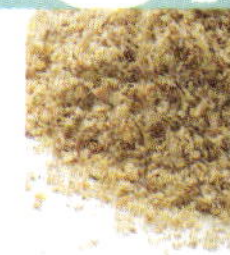

Weizenkeime

Weizenkeime sind die Essenz des Weizenkorns und eine ausgezeichnete Quelle an Vitamin E.

Dank des hohen Vitamin-E-Anteils sind Weizenkeime besonders förderlich für die Pflege von glänzender Haut und eines strahlenden Teints. Sie bieten außerdem nachweislich Schutz vor Herzkrankheiten. Omega-6-Fettsäuren lindern Gelenkschmerzen, Cholin ist für die Herstellung des Neurotransmitters Acetylcholin verantwortlich, der das Erinnerungsvermögen stärkt. Das Gehirn profitiert zudem von den B-Vitaminen. Äußerlich angewendet, wirkt die feinkörnige Struktur des Weizenkeims als Peeling für empfindliche und trockene Haut.

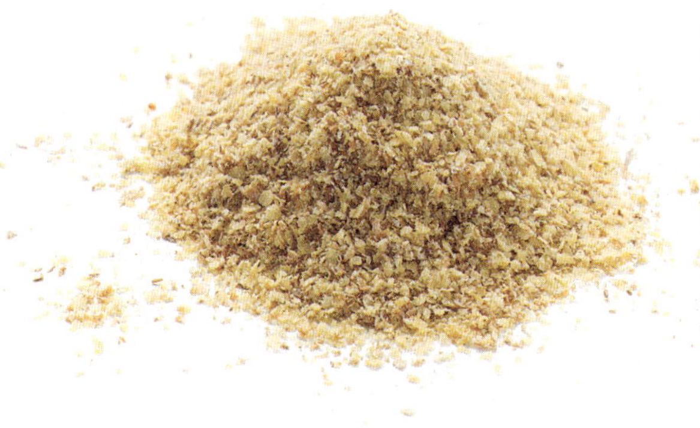

NÄHRSTOFFE
B-Vitamine, Vitamin E; Eisen, Magnesium, Mangan, Selen, Zink; Omega-6-Fettsäuren; Cholin; Ballaststoffe

WEIZENKEIM-PEELING-LOTION

250 ml Milch
85 g getrocknete Kamille
4 EL Honig
8 TL Weizenkeime

Die Milch in eine Tasse gießen und die Kamille zufügen. Einige Stunden ziehen lassen. Die Kamille abseihen und wegwerfen. Honig und Weizenkeime dazugeben und vermischen. Die Lotion in eine Flasche füllen und bis zu 1 Woche im Kühlschrank aufbewahren. Auf Gesicht und Hals auftragen, mit warmem Wasser abspülen. Nach Bedarf anwenden.

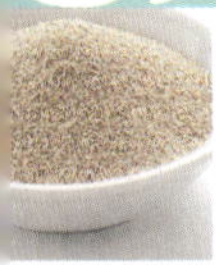

096 Bierhefe

NÄHRSTOFFE
B-Vitamine; Magnesium, Zink; Lecithin, Liponsäure; Protein

Bierhefe entfaltet ihre Wirkung vor allem als Energiespender und „Gehirnfutter".

Bierhefe besteht zu 50 Prozent aus Proteinen und enthält auch Lecithin und B-Vitamine. Sie ist ein wertvolles Mittel gegen Müdigkeit und Gedächtnisstörungen. Der Reichtum an Liponsäure unterstützt eine aktive Gehirnfunktion. Das Zink in der Bierhefe stärkt die Abwehrkräfte, während das Magnesium förderlich für ein gesundes Herz ist. Äußerlich angewendet ist Hefe insbesondere für die Pflege trockener Haut zu empfehlen. Sie besteht bis zu 70 Prozent aus Feuchtigkeit und ist daher ideal für die Regeneration von abgestumpftem Gewebe.

BIERHEFE-GESICHTSPACKUNG

1 TL Fenchelsamen, zerdrückt
125 ml Wasser
1 EL Bierhefe

Die Fenchelsamen im Wasser 10 Minuten köcheln lassen, dann abseihen. Die Flüssigkeit abkühlen lassen und mit der Bierhefe vermischen. Die Mixtur auf Gesicht und Hals auftragen und 10 Minuten einwirken lassen. Vorsichtig mit warmem Wasser abspülen und trockentupfen.

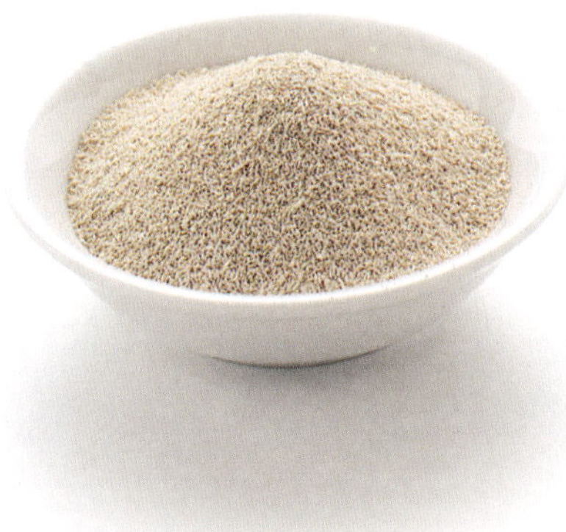

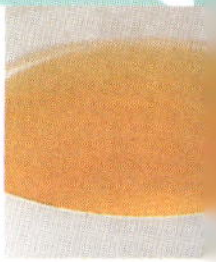

Apfelessig

Der aus vergorenen Äpfeln hergestellte Apfelessig glänzt mit seinen anti-arthritischen Eigenschaften.

Die Apfelsäure im Apfelessig hilft dem Körper beim Abbau von Kalkablagerungen und lindert Arthritisbeschwerden. Sie sorgt außerdem für einen ausgeglichenen Säure-Basen-Haushalt und reichert das Blut mit Sauerstoff an, wodurch die Verdauung gefördert und das Immunsystem gestärkt wird. Der enzymreiche Apfelessig weist ein ausgewogenes Gleichgewicht von 19 Mineralien sowie Pektin auf, das die Giftstoffe im Körper bindet und bei deren Entsorgung behilflich ist. Pektin senkt zudem den Cholesterinspiegel und beugt Herzkrankheiten vor.

NÄHRSTOFFE

Eisen, Calcium, Chlorin, Fluor, Kalium, Kieselerde, Magnesium, Natrium, Phosphor, Schwefel; Apfelsäure; Ballaststoffe

Apfelessig ist als Ballaststoffergänzung verfügbar und wirkt unterstützend bei einer Diät.

APFELESSIG-SPÜLUNG

Zur Pflege von stumpfem Haar

1–2 TL Apfelessig
750 ml Wasser

Apfelessig und Wasser in einer Kanne vermischen. Nach der gewohnten Verwendung von Shampoo und Spülung die Haare abschließend mit der Apfelessig-Mixtur spülen.

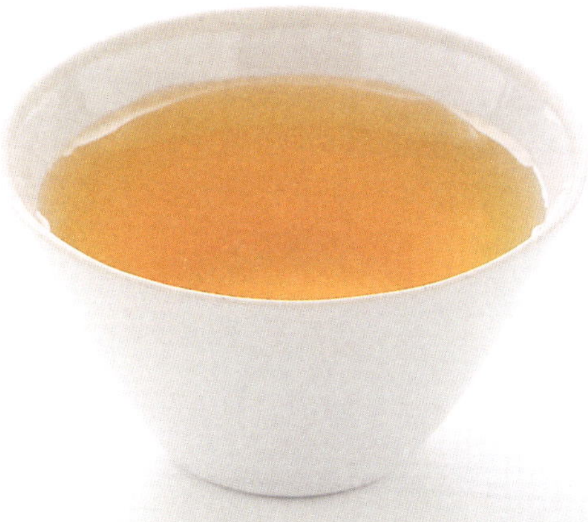

098

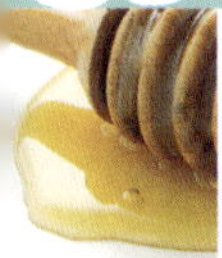

Honig

NÄHRSTOFFE
B-Vitamine; Calcium, Eisen, Kalium, Kupfer, Magnesium, Mangan, Natrium, Phosphor, Zink

HONIG-GESICHTSMASKE

1 EL Honig
1 Eiweiß
1 TL Glyzerin
ca. 30 g Mehl

Honig, Eiweiß und Glyzerin in einer Schüssel vermischen und mit dem Mehl zu einer Paste verrühren. Die Maske gleichmäßig auf Gesicht und Hals auftragen, 10 Minuten einwirken lassen und vorsichtig mit warmem Wasser abspülen.

Der als energiespendendes Nahrungsmittel bewährte Honig unterstützt das Anti-Aging.

Honig besteht zu 79 Prozent aus Zucker. Der Rest setzt sich aus Wasser und kleinen Mengen an Vitaminen, darunter Vitamin B6 für eine gute Gehirnleistung, zusammen. Die ebenfalls enthaltenen Mineralien wie Calcium stärken die Knochenfestigkeit. In Honig finden sich zudem Phytonährstoffe, wie das die Abwehrkräfte aktivierende Propolis, sowie Kaffeesäure, der krebsvorbeugende Eigenschaften nachgesagt werden. Äußerlich angewendet ist Honig ein Feuchtigkeitsspender, der Wasser anzieht und speichert und die Haut weich und geschmeidig macht.

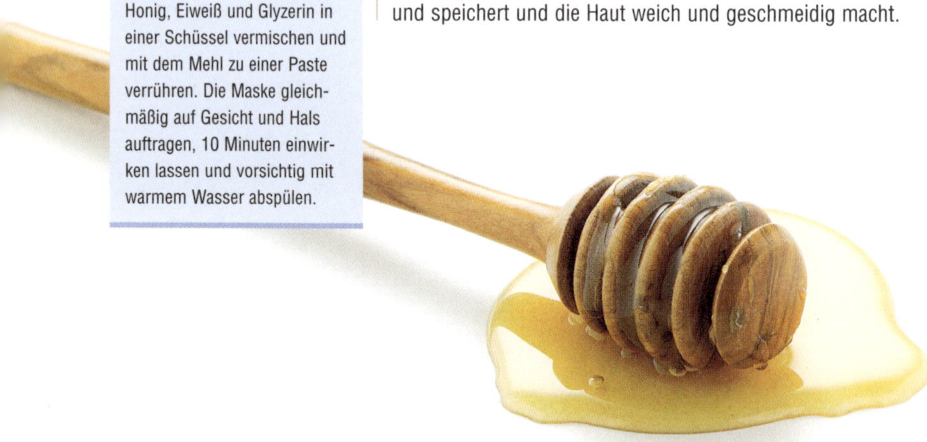

Kokosnussöl

Kokosnussöl ist eine einzigartige Quelle an mittelkettigen Fettsäuren.

Kokosnussöl ist überaus reich an mittelkettigen Fettsäuren, die bezüglich ihrer Löslichkeit und Energieversorgung vergleichbar mit Kohlehydraten sind. Sie unterstützen nachweislich die Aufnahme von Calcium, Magnesium und einigen Aminosäuren sowie die gesunde Funktionsweise der Schilddrüse. Insbesondere Laurinsäure gilt als immunsystemstärkend. Die Fettsäuren regen außerdem den Stoffwechsel an, sind gut für das Herz und fördern die Gewichtsabnahme. Kokosnussöl ist zudem reich an Vitamin E, das das Bindegewebe festigt und geschmeidig macht sowie Falten entgegenwirkt.

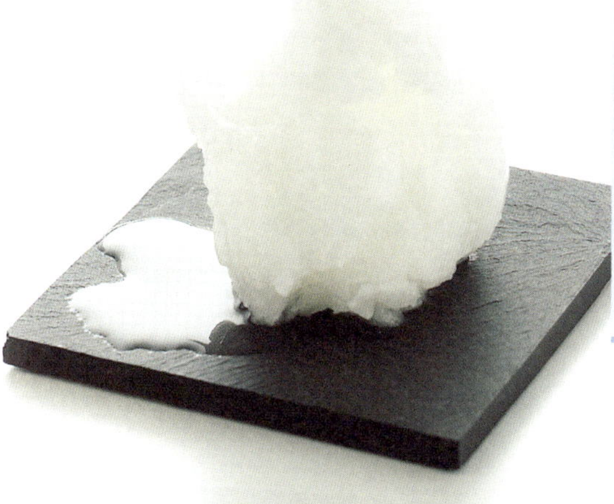

NÄHRSTOFFE
Vitamin E; mittelkettige Fettsäuren

KOKOSNUSS-KÖRPERÖL

80-ml-Becher Kokosnussöl
15 Tropfen eines ätherischen Öls nach Wahl

Den Deckel des Kokosnussöls entfernen und den Becher in einen Topf mit Wasser stellen, vorsichtig erhitzen, bis sich das Öl verflüssigt hat. Ein ätherisches Öl nach Wahl hinzufügen und gut verrühren. Den Becher wieder verschließen und 15 Minuten kühl stellen. Großzügig auf dem ganzen Körper verteilen; das Gesicht dabei aussparen. Vorsicht: Das Öl verursacht leicht Flecken auf der Kleidung. Daher erst wieder ankleiden, wenn das Öl in die Haut eingezogen ist.

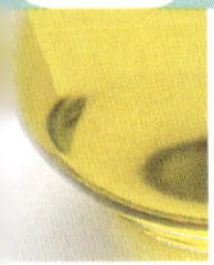

Olivenöl

NÄHRSTOFFE
Vitamin E; Ölsäure; Polyphenole; einfach gesättigte Fettsäuren

HEISSÖL-BEHANDLUNG

Für Kopfhaut und Haar

125 ml Olivenöl
125 ml kochendes Wasser

Olivenöl und kochendes Wasser in eine Glasflasche oder einen Krug mit Deckel füllen. Gut schütteln, bis das Öl emulgiert ist. Sobald die Mischung abgekühlt ist, vorsichtig in die Haare massieren. Die Haare mit einer Duschhaube oder Plastiktüte abdecken und in ein Handtuch wickeln, das zuvor in heißem Wasser getränkt und dann ausgewrungen wurde. 30 Minuten einwirken lassen und dann wie gewohnt die Haare mit Shampoo waschen.

Der Favorit aus dem Mittelmeerraum enthält wichtige gesundheitsfördernde Fette und Antioxidantien für ein jugendliches Aussehen.

Olivenöl wird durch schonendes Pressen von Oliven gewonnen.

Natives Olivenöl extra enthält die optimale Auswahl an Nährstoffen.

GUTE FETTE

Durch den hohen Anteil an einfach ungesättigten Fettsäuren mindert Olivenöl das Risiko von Krebserkrankungen, Bluthochdruck und Diabetes.

GUT FÜRS HERZ

Untersuchungen über die Wirksamkeit von Olivenöl zur Vermeidung von Arterienverstopfungen haben ergeben, dass die einfach ungesättigten Fettsäuren der Olive die Oxidation des Cholesterins und folglich auch dessen Einlagerung in den Arterienwänden verhindern und dadurch auch vor Herzanfällen schützen können. Weitere Studien gehen davon aus, dass Olivenöl eine hohe Konzentration an Antioxidantien, darunter Chlorophyll, Carotinoide und Polyphenolverbindungen, aufweist – sie alle bekämpfen nicht nur das Altern beschleunigende freie Radikale, sondern üben eine protektive Wirkung auf den wichtigen Vitamin-E-Gehalt der Oliven aus. Der Reichtum an Polyphenolen, die für ihre entzündungs- und gerinnungshemmenden Eigenschaften bekannt sind, soll auch Krankheiten wie Osteoporose und Arthritis erfolgreich bekämpfen.

SCHÖNE HAUT

Olivenöl enthält große Mengen an Ölsäure, einem wichtigen Vertreter der Omega-9-Fettsäuren, der entzündungshemmende Eigenschaften aufweist und die Haut beruhigt und geschmeidig macht.

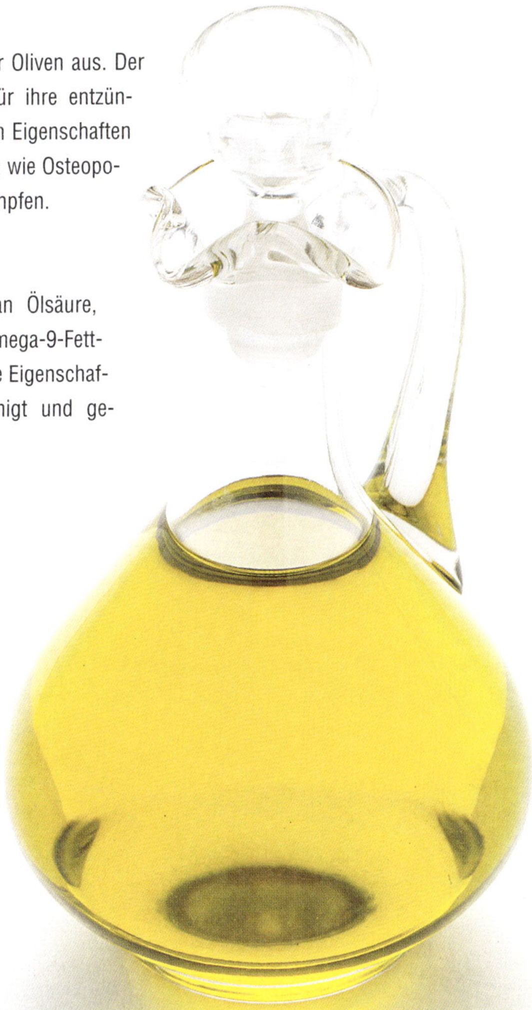

OLIVENÖL-ZITRONEN-GETRÄNK

Zur Linderung von Entzündungen

2 EL natives Olivenöl extra
Saft von ½ Zitrone

Das Olivenöl und den Zitronensaft in eine Tasse geben. Gut vermischen. Jeden Morgen mindestens 30 Minuten vor dem Frühstück auf leeren Magen trinken. Für eine spürbare Verbesserung mindestens 3 Wochen lang wiederholen.

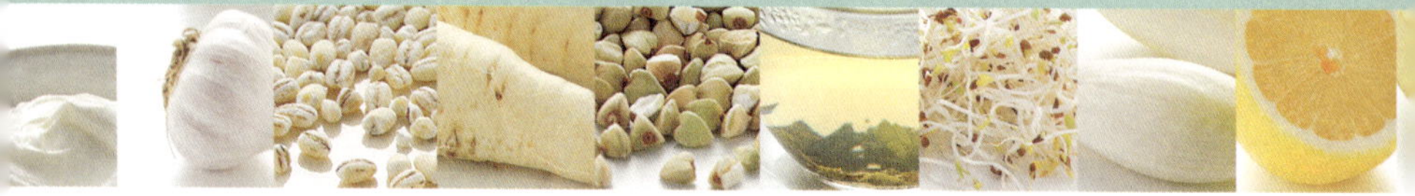

Beschwerden im Überblick

AUGENKRANKHEITEN

Wie bereits die alte Volksweisheit besagt, sind Karotten, aber auch alle Obst- und Gemüsesorten mit kräftigen Farben förderlich für die Sehkraft. Studien gehen davon aus, dass die enthaltenen Antioxidantien – darunter die Vitamine A, C und E sowie Lutein – die Augen positiv beeinflussen, indem sie die Linsen bei der Anpassung an Lichtveränderungen unterstützen, die Makula (die Stelle im Auge mit der größten Sehschärfe) schützen und die Augen mit ausreichend Feuchtigkeit versorgen.

Empfohlene Nahrungsmittel:
Aprikose (S. 13); Heidelbeeren (S. 14); Granatapfel (S. 31); Kirsche (S. 32); Rote Bete (S. 36); Paprika (S. 39); Grünkohl (S. 43); Kürbis (S. 58); Mangold (S. 55); Karotte (S. 57); Sesamsamen (S. 65); Gerste (S. 70); Lammfleisch (S. 89); Eier (S. 92); Bio-Joghurt (S. 95)

FALTEN

Falten können sich ab dem 20. Lebensjahr jederzeit bilden. Dabei spielen auch unser Lebensstil und die genetische Veranlagung eine wichtige Rolle. Vorzeitige Hautalterung und feine Linien, insbesondere um die Augen, können durch Faktoren wie Rauchen, intensive Sonnenbäder oder Solariumbesuche hervorgerufen werden. Im Kampf gegen Falten sollte übermäßige Sonneneinwirkung vermieden werden, damit sich die Hautbeschaffenheit verbessert, und Vitamin-A-, -C-, -E- und selenreiche Nahrungsmittel auf dem Speiseplan stehen.

Empfohlene Nahrungsmittel:
Trauben (S. 10); Avocado (S. 34); Zwiebel (S. 41); Radieschen (S. 51); Mandeln (S. 60); Cashewkerne (S. 63); Sesamsamen (S. 65); Hühnchen (S. 91); Grüner Tee (S. 96)

GEDÄCHTNISVERLUST

Mit zunehmendem Alter produziert unser Körper weniger chemische Stoffe, die für eine gute Funktionsweise des Gehirns benötigt werden, wodurch das Abrufen von gespeicherten Informationen erschwert wird. Studien haben belegt, dass Vitamin E, Magnesium und weitere Nährstoffe dieser Entwicklung entgegenwirken und somit Gedächtnisverlust vorbeugen. Man vermutet, dass Nahrungsmittel mit einer hohen Konzentration

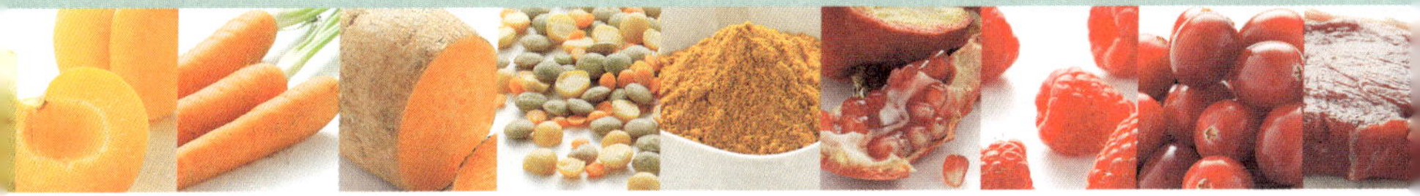

an Antioxidantien – dazu zählen insbesondere die Vitamine C und E sowie das Mineral Kieselerde – unsere Gehirntätigkeit im Alter in Gang halten.
Empfohlene Nahrungsmittel: *Mango (S. 12); Feige (S. 30); Rote Bete (S. 36); Paprika (S. 39); Grünkohl (S. 43); Spinat (S. 45); Kohl (S. 46); Brunnenkresse (S. 48); Walnüsse (S. 62); Sonnenblumenkerne (S. 66); Kürbiskerne (S. 67); Vollkorn (S. 72); Hirse (S. 74); Lachs (S. 84); Garnelen (S. 85); Hering (S. 86); Auster (S. 88); Eier (S. 92); Petersilie (S. 99); Kurkuma (S. 101); Cayennepfeffer (S. 104); Ginseng (S. 106); Ginkgo (S. 108); Weizenkeime (S. 113); Olivenöl (S. 118)*

GELENKSCHMERZEN

Durch den Verzehr von antioxidantienreichen Nahrungsmitteln wie Obst, Gemüse, Nüsse, Samen und ölhaltigem Fisch bleiben die Gelenke angenehm geschmeidig. Einige Gewürze, darunter Cayennepfeffer, lindert bei äußerer Anwendung Gelenkschmerzen.
Empfohlene Nahrungsmittel: *Apfel (S. 25); Ananas (S. 26); Kirsche (S. 32); Avocado (S. 34); Sesamsamen und -öl (S. 65); Sonnenblumenkerne und -öl (S. 66); Flachssamen (S. 68); Linsen (S. 77); Lachs (S. 84); Hering (S. 86); Auster (S. 88); Petersilie (S. 99); Ingwer (S. 100); Kurkuma (S. 101); Fenchel (S. 102); Cayennepfeffer (S. 104); Kamille (S. 105); Paprikapulver (S. 107); Ginkgo (S. 108); Weizenkeime (S. 113); Apfelessig (S. 115); Olivenöl (S. 118)*

GLANZLOSE HAARE

Mit fortschreitendem Alter werden die Haarfollikel zunehmend inaktiver – ein natürlicher Prozess, der sowohl Männer als auch Frauen betrifft. Eisen- und Vitamin-A-haltige Nahrungsmittel nähren die Haarfollikel und können das Haar dicht und glänzend erscheinen lassen.
Empfohlene Nahrungsmittel: *Trockenpflaume (S. 20); Spinat (S. 45); Brunnenkresse (S. 48); Mangold (S. 55); Mandeln (S. 60); Garnelen (S. 85); Rindfleisch (S. 90)*

HERZKRANKHEITEN

Neben einem regelmäßigen Herz-Kreislauf-Training lassen sich Herzkrankheiten langfristig umgehen, wenn Sie Ihr Ernährungsplan auf gesättigte Fettsäuren verzichtet, weil diese den Cholesterinspiegel heben und zu Arterienverstopfungen führen. Stattdessen sollten Sie auf gesunde, einfach gesättigte Fettsäuren und Nahrungsmittel, die viele Flavonoide und Ballaststoffe enthalten, zurückgreifen.

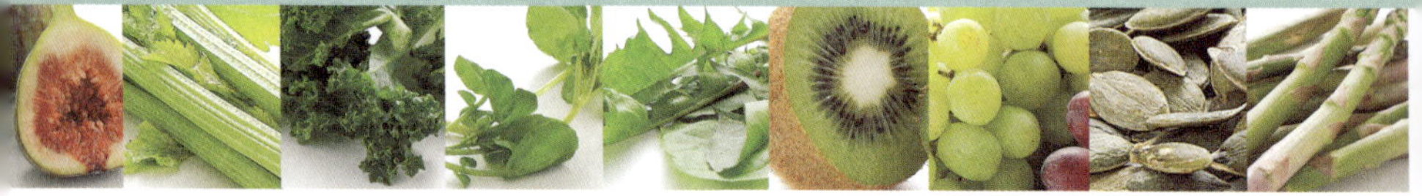

Empfohlene Nahrungsmittel:
Trauben (S. 10); Papaya (S. 15); Cranberrys (S. 17); Cantaloupe-Melone (S. 24); Grapefruit (S. 27); Granatapfel (S. 31); Avocado (S. 34); Paprika (S. 39); Zwiebel (S. 41); Brokkoli (S. 44); Kohl (S. 46); Pilze (S. 52); Spargel (S. 53); Mangold (S. 55); Mandeln (S. 60); Cashewkerne (S. 63); Erdnüsse (S. 64); Flachssamen (S. 68); Hafer (S. 69); Hirse (S. 70); Sojabohnen (S. 78); Sardine (S. 82); Auster (S. 88); Grüner Tee (S. 96); Knoblauch (S. 98); Fenchel (S. 102); Kokosnussöl (S. 117)

KRAMPFADERN

Krampfadern sind geschlängelte, erweiterte Venen nahe der Hautoberfläche, die vor allem im Bein- und Knöchelbereich auftreten. Normalerweise steuern die Venenklappen das Blut in eine Richtung und überwinden dabei wirkungsvoll die Schwerkraft auf dem Weg zum Herzen. Bei einer Funktionsstörung der Venenklappen sackt das Blut ab, Druck baut sich auf und die Venen werden geschwächt. Nahrungsmittel mit einem hohen Gehalt an Vitamin C sowie Kupfer- und Phenolverbindungen sollen Krampfadern vorbeugen.

Empfohlene Nahrungsmittel:
Zitrone (S. 18); Walnuss (S. 62); Grüner Tee (S. 96); Fenchel (S. 102); Löwenzahn (S. 103)

MÜDIGKEIT

Wenn Sie ständig von Müdigkeitserscheinungen heimgesucht werden, könnte Blutarmut die Ursache sein. Diese tritt bei Abfall der Konzentration an Hämoglobin auf, einem Sauerstoffträger, der wichtiger Bestandteil der roten Blutkörperchen ist. Die Symptome umfassen Kraftlosigkeit, eine blasse Haut und allgemeine Erschöpfung. Anämie bzw. Blutarmut kann durch Nahrungsmittel mit großen Mengen an Eisen und Vitamin B12 in jeder Lebensphase entgegengewirkt werden.

Empfohlene Nahrungsmittel:
Spinat (S. 45); Mandeln (S. 60); Cashewkerne (S. 63); Quinoa (S. 75); Linsen (S. 77); Kidneybohnen (S. 81); Sardine (S. 82); Lammfleisch (S. 89); Rindfleisch (S. 90)

OSTEOPOROSE

Knochenschwund bzw. Osteoporose ist nur eines der Leiden, die uns im Alter ereilen, wenn wir nicht frühzeitig die richtigen Vorkehrungen treffen. Dabei ist eine calciumreiche Ernährung unerlässlich für den lebenslangen Erhalt der Knochenfestigkeit. Vitamin D spielt ebenfalls eine wichtige Rolle, da es die Calciumaufnahme des Körpers begünstigt.

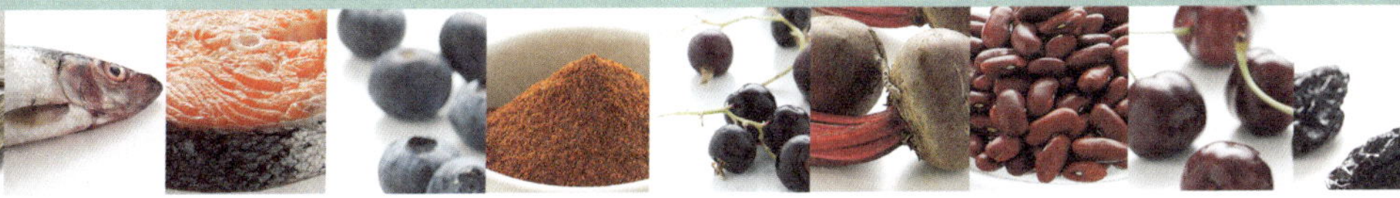

Empfohlene Nahrungsmittel: *Salatgurke (S. 37); Brokkoli (S. 44); Spinat (S. 45); Kürbiskerne (S. 67); Flachssamen (S. 68); Hering (S. 86); Schellfisch (S. 87); Auster (S. 88); Milch (S. 94); Bio-Joghurt (S. 95); Petersilie (S. 99); Ingwer (S. 100); Cayennepfeffer (S. 104); Olivenöl (S. 118)*

SCHLAFLOSIGKEIT

Die Schlafqualität ist wesentlich an unserem Aussehen und Wohlbefinden beteiligt – ausreichend Schlaf steigert die geistige und körperliche Leistungsfähigkeit und trägt zu einem gesunden und strahlenden Erscheinungsbild von Augen, Haut und Haaren bei. Für einen erholsamen Schlaf sollten Sie Stimulatoren wie Kaffee oder Schokolade mindestens 5 Stunden vor dem Zubettgehen vermeiden, da sie den Schlafrhythmus stören oder schwankende Blutzuckerwerte verursachen können. Auch bei kleinen Zwischenmahlzeiten sollten Sie auf Nahrungsmittel achten, die für einen stabilen Blutzuckerspiegel sorgen.

Empfohlene Nahrungsmittel: *Trauben (S. 10); Orange (S. 16); Trockenpflaumen (S. 20); Feige (S. 30); Spinat (S. 45); Süßkartoffel (S. 50); Mandeln (S. 60); Erdnüsse (S. 64); Kürbiskerne (S. 67); Vollkornweizen (S. 72); Quinoa (S. 75); Linsen (S. 77); Kidneybohnen (S. 81); Schellfisch (S. 87); Auster (S. 88); Hühnchen (S. 91); Petersilie (S. 99); Ingwer (S. 100); Kokosnussöl (S. 117)*

VERDAUUNGSPROBLEME

Verdauungsprobleme müssen nicht unweigerlich Teil des Alterungsprozesses sein. Für eine einwandfreie Funktionsweise des Verdauungssystems sind eine ballaststoffreiche Nahrung sowie eine ausreichende Wasserzufuhr unerlässlich. Wenn Sie unter Magenverstimmungen oder Sodbrennen leiden, sollten Sie die Zufuhr säurebildender Nahrungsmittel wie Käse und rotes Fleisch senken und vermehrt auf Speisen zurückgreifen, die Verdauungsenzyme und Ballaststoffe enthalten.

Empfohlene Nahrungsmittel: *Trauben (S. 10); Papaya (S. 15); Banane (S. 19); Schwarze Johannisbeeren (S. 22); Grapefruit (S. 27); Brunnenkresse (S. 48); Artischocke (S. 49); Rosenkohl (S. 54); Karotte (S. 57); Mandeln (S. 60); Vollkornweizen (S. 72); Naturreis (S. 73); Hirse (S. 74); Buchweizen (S. 76); Kichererbsen (S. 80); Bio-Joghurt (S. 95); Knoblauch (S. 98); Ingwer (S. 100); Fenchel (S. 102); Löwenzahn (S. 103); Cayennepfeffer (S. 104); Kamille (S. 105); Apfelessig (S. 115)*

Glossar

Adstringens Zusammenziehendes, bindendes und blutstillendes Mittel, das für Hautpflegemittel verwendet wird

Allicin Ein im Knoblauch vorkommendes ätherisches Öl, das hemmend auf die Entwicklung von Tumoren wirkt

Alpha-Hydroxysäuren Verschiedene Fruchtsäuren, die die Feuchtigkeit in der Haut binden und die Kollagenbildung anregen, wodurch das Auftreten von Falten vermindert wird

Anthocyane Dunkle, purpurfarbene Pigmente mit antioxidativer und durchblutungsfördernder Wirkung

Antioxidans Verbindung, die Schädigungen durch freie Radikale abwehrt

Apfelsäure Sauer schmeckende organische Säure, die in Äpfeln enthalten ist

Arginin Organische Verbindung, die in tierischen Proteinen und Erdnüssen enthalten ist

Betacyane Purpurrotes Pigment, das in der Roten Bete zu finden ist

Bifidobakterien Nützliche Bakterien, die den Darmtrakt bevölkern und Infektionen bekämpfen

Capsaicin Sekundärer Pflanzenstoff, der in Chili zu finden ist

Cynarin Entgiftende, leberunterstützende Substanz

Dimethylaminoethanol Eine mit Cholin, einer Vorstufe des Neurotransmitters Acethylcholin, verwandte chemische Verbindung, die in Fisch zu finden ist

Docosahexaensäure Omega-3-Fettsäure, die in Fisch enthalten ist

Ellagsäure Krebsvorbeugende Substanz, die in Beeren vorkommt

Ferulasäure Antioxidans, das Zellen vor schädigenden UV-Strahlen schützt

Flavonoid Oberbegriff für entzündungshemmende, bioaktive Verbindungen

Freie Radikale Als Abfallprodukt des Stoffwechsels oder durch Umweltfaktoren entstandene Moleküle, die das Körpergewebe beschädigen

Gamma-Linolensäure Fettsäure, die für einen ausgeglichenen Hormonhaushalt benötigt wird und Entzündungen hemmt sowie die Bildung von Blutgerinnseln vermindert

Glutathionperoxidase Enzym im Körper, das als wirksamer Fänger von freien Radikalen gilt

Hesperidin Weiße oder farblose kristalline Verbindung, die in Zitrusfrüchten vorkommt

Homocystein Aminosäure, die vom Körper beim Zellstoffwechsel und der Herstellung von Proteinen verwendet wird, die jedoch bei erhöhten Werten im Blut als Risikofaktor für zahlreiche Krankheiten gilt

Kaffeesäure Organische, in Obst und Gemüse enthaltene Säure

Kollagen Ein für die Gesunderhaltung von Haut und Bindegewebe wichtiges Protein

Konjugierte Linolsäure Natürlich vorkommende Fettsäure

Kurkumin Ein in der Kurkuma enthaltenes Pigment mit ausgeprägten entzündungshemmenden Eigenschaften

Limonen Krebsvorbeugende chemische Substanz, die in Zitronen und Orangen zu finden ist

Linolensäure Ungesättigte Fettsäure, die als unerlässlich für die menschliche Ernährung gilt

Liponsäure Organische, von Zellen bestimmter Mikroorganismen hergestellte Säure, die eine wichtige Rolle beim Stoffwechsel einnimmt

Lutein Antioxidatives Carotinoid, das die Gesundheit der Augen fördert

Lycopin Antioxidatives Carotinoid, das in roten Obstsorten vorkommt

Milchsäurebakterien Bakterien, die Laktose und andere einfache Zucker in Milchsäure umwandeln

Myricetin Antioxidans mit entzündungshemmender Wirkung

Ölsäure Ölige Flüssigkeit, die zu den Omega-9-Fettsäuren zählt

Omega-3-Fettsäure und Omega-6-Fettsäure Mehrfach ungesättigte Fettsäuren, die in ölhaltigen Lebensmitteln wie Fisch, Nüssen und Samen enthalten sind

Papain Enzym, das in der Papaya vorkommt und die Proteinverdauung unterstützt

Phenethyl-Isothiocyanat Verbindung, die in Gemüse zu finden ist und die das Krebsrisiko senken soll

Phytinsäure Hauptsächliche Speicherform von Phosphor in vielen pflanzlichen Geweben, insbesondere Samen

Phytoöstrogen Pflanzenstoff mit einer ähnlichen, jedoch leicht geringeren Wirkung wie Östrogene

Polyphenol Eine bei chemischen Synthesen verwendete Verbindung

Quercetin Flavonoid mit antioxidativen Eigenschaften

Rutin Flavonoid zur Kräftigung und Heilung peripherer Blutgefäße

Salicylate Salz bzw. Ester der Salicylsäure; die aktive Substanz ist in Aspirin enthalten, auch zur Behandlung von Hautproblemen geeignet

S-Allylcystein Verbindung, die im Knoblauch zu finden ist und die das Krebsrisiko senken soll

Saponine Entgiftende, entzündungshemmende Verbindung, die in Kräutern, Hülsenfrüchten und Gemüse vorkommt, wo sie in der äußeren Pflanzenschicht eine Art Schutzfilm bildet

Sekundärer Pflanzenstoff Ein in Pflanzen vorkommender Stoff mit gesundheitsfördernden Eigenschaften

Sulforaphan Krebsvorbeugende Verbindung

Terpene Verbindungen, die die Herstellung von Enzymen zur Deaktivierung von krebserzeugenden Stoffen unterstützen

Tocotrienol Antioxidans, das sich aus Vitamin E zusammensetzt

Zeaxanthin Antioxidatives Carotinoid, das die Gesundheit der Augen fördert

Register